CB071307

Microcirurgia de Laringe

Técnica Cirúrgica em Realidade Aumentada

Thieme Revinter

Microcirurgia de Laringe

Técnica Cirúrgica em Realidade Aumentada

Evaldo Dacheux de Macedo Filho
Caroline Fernandes Rímoli
Fúlvio Calice Ferreira
Guilherme Simas do Amaral Catani
Jorge Massaaki Ido Filho
Letícia Raysa Schiavon Kinasz
Maria Theresa Costa Ramos de Oliveira Patrial
Rafael Toledo Enes Nogueira

Thieme
Rio de Janeiro • Stuttgart • New York • Delhi

Dados Internacionais de Catalogação na Publicação (CIP)

F481m

Filho, Evaldo Dacheux de Macedo
  Microcirurgia de Laringe: Técnica Cirúrgica em Realidade Aumentada/ Evaldo Dacheux de Macedo Filho et al. – 1. Ed. – Rio de Janeiro – RJ: Thieme Revinter Publicações, 2021.

  100 p.: il; 16 x 23 cm.
  Inclui Índice Remissivo e Bibliografia
  ISBN 978-65-5572-052-5
  eISBN 978-65-5572-053-2

  1. Laringe. 2. Anatomia. 3. Microcirurgia. 4. Tratamento. I. Título.

CDD: 611.2
CDU: 611.22:616-089

Contato com o autor:
Evaldo Dacheux de Macedo Filho
emacedo@onda.com.br

Projeto de Realidade Aumentada:
Mauro Castro –
Motion Designer em parceria com o NEP – Núcleo de Ensino e Pesquisa do Hospital IPO
Ilustrações: Med Pixel (artista: Patrick Braga)
Tecnologia: Soterotech

© 2021 Thieme. All rights reserved.

Thieme Revinter Publicações Ltda.
Rua do Matoso, 170
Rio de Janeiro, RJ
CEP 20270-135, Brasil
http://www.ThiemeRevinter.com.br

Thieme USA
http://www.thieme.com

Design de Capa: © Thieme
Créditos Imagem da Capa: Med Pixel (artista: Patrick Braga)

Impresso no Brasil por Forma Certa Gráfica Digital Ltda.
5 4 3 2 1
ISBN 978-65-5572-052-5

Também disponível como eBook:
eISBN 978-65-5572-053-2

Nota: O conhecimento médico está em constante evolução. À medida que a pesquisa e a experiência clínica ampliam o nosso saber, pode ser necessário alterar os métodos de tratamento e medicação. Os autores e editores deste material consultaram fontes tidas como confiáveis, a fim de fornecer informações completas e de acordo com os padrões aceitos no momento da publicação. No entanto, em vista da possibilidade de erro humano por parte dos autores, dos editores ou da casa editorial que traz à luz este trabalho, ou ainda de alterações no conhecimento médico, nem os autores, nem os editores, nem a casa editorial, nem qualquer outra parte que se tenha envolvido na elaboração deste material garantem que as informações aqui contidas sejam totalmente precisas ou completas; tampouco se responsabilizam por quaisquer erros ou omissões ou pelos resultados obtidos em consequência do uso de tais informações. É aconselhável que os leitores confirmem em outras fontes as informações aqui contidas. Sugere-se, por exemplo, que verifiquem a bula de cada medicamento que pretendam administrar, a fim de certificar-se de que as informações contidas nesta publicação são precisas e de que não houve mudanças na dose recomendada ou nas contraindicações. Esta recomendação é especialmente importante no caso de medicamentos novos ou pouco utilizados. Alguns dos nomes de produtos, patentes e design a que nos referimos neste livro são, na verdade, marcas registradas ou nomes protegidos pela legislação referente à propriedade intelectual, ainda que nem sempre o texto faça menção específica a esse fato. Portanto, a ocorrência de um nome sem a designação de sua propriedade não deve ser interpretada como uma indicação, por parte da editora, de que ele se encontra em domínio público.

Todos os direitos reservados. Nenhuma parte desta publicação poderá ser reproduzida ou transmitida por nenhum meio, impresso, eletrônico ou mecânico, incluindo fotocópia, gravação ou qualquer outro tipo de sistema de armazenamento e transmissão de informação, sem prévia autorização por escrito.

EPÍGRAFE

*"Isso de querer
ser exatamente aquilo
que a gente é
ainda vai
nos levar além"*

Paulo Leminski

AGRADECIMENTOS

Agradecemos ao Núcleo de Ensino e Pesquisa do Hospital IPO pelo convite a esta publicação no projeto de livros de Realidade Aumentada (NEP AR BOOKS).

Agradecemos à Editora Thieme Revinter, por aceitar nosso livro de Realidade Aumentada em Microcirurgia de Laringe.

Agradecemos ao Sr. Mauro Castro por sua incansável dedicação e orientação, sem as quais este livro não seria factível.

Agradecemos aos nossos familiares, pais, esposas, maridos, namoradas, filhos e amigos que compartilham nossa jornada; sem este apoio constante, nada disso seria possível.

Agradecemos aos nossos pacientes, cujas vidas são colocadas em nossas mãos na busca da restauração de sua saúde vocal e geral.

Um agradecimento especial aos nossos mestres, que nos ensinaram o caminho e a arte da microcirurgia da laringe, carregando-nos em seus gigantes ombros.

Os autores

APRESENTAÇÃO

A laringologia e a microcirurgia de laringe dentro da otorrinolaringologia internacional e nacional apresentaram grande crescimento nas últimas décadas, sobretudo com o desenvolvimento de métodos diagnósticos acurados e novas técnicas microcirúrgicas que impactaram toda a especialidade. Em nosso meio, após buscarmos esses conhecimentos em grandes centros nacionais e internacionais, observamos uma expansão importante da referência da laringologia em nossas vidas.

No Hospital IPO, em Curitiba, criamos o Núcleo de Ensino e Pesquisa (NEP) e formatamos um programa de *Fellowship* em ORL, com áreas de referências em subespecialidades. Pudemos, assim, construir um programa de *Fellowship* em Laringologia, Voz e Deglutição, cujo foco cirúrgico são as microcirurgias de laringe e tireoplastias. Participamos diretamente da formação de muitos especialistas em laringologia, de diferentes estados de nosso país, muitos deles sendo autores deste livro. Sou muito afortunado e, sobretudo, honrado de fazer parte deste grupo.

Este livro é uma contribuição à otorrinolaringologia brasileira na área da microcirurgia de laringe. É uma obra coletiva, escrita a oito mãos, como em um concerto sinfônico, onde todas as pessoas são importantes e indissociáveis, concorrendo para que o resultado seja uma peça de final harmônico. Em se tratando de ciência, procuramos abordar temas que detalhem o manejo microcirúrgico das doenças benignas da laringe, que são as mais frequentes indicações desta técnica cirúrgica.

Dividimos o livro em 12 capítulos, iniciando com uma anatomia cirúrgica aplicada à microcirurgia de laringe, seguido do detalhamento dos movimentos principais do ato microcirúrgico, cuja aplicação e *expertise* são o objetivo principal para um excelente resultado anatômico e funcional, com o máximo de preservação das delicadas camadas das pregas vocais. Seguimos os demais capítulos detalhando por grupo de lesões laringológicas e incluímos as apuradas cirurgias no arcabouço laríngeo: as tireoplastias. Finalizamos com a aplicação e a perspectiva de novas técnicas microcirúrgicas no presente e no futuro.

A construção deste livro nos fornece, assim, não apenas imagens em vídeo com formatação em Realidade Aumentada, mas um texto afinado e atualizado com extensa referência bibliográfica também atualizada, a fim de complementar a relação entre a aplicação das técnicas microcirúrgicas e cada patologia apresentada.

Esperamos, com esta contribuição acadêmica, continuar a fomentar o interesse dos jovens otorrinos pela laringologia, por sua ampla relação com outras especialidades médicas, pelas técnicas microcirúrgicas apuradas e pela delicada relação com os pacientes que nos confiam seu aparelho fonador, indispensável para uma comunicação nos dias atuais e vindouros.

APROVEITEM!

Evaldo Dacheux de Macedo Filho

AUTORES

CAROLINE FERNANDES RÍMOLI
Graduação em Medicina pela Faculdade de Medicina de Catanduva, SP
Residência Médica em ORL no Hospital das Clínicas da Faculdade de Medicina de Botucatu da Universidade Estadual Paulista (HCFMB-Unesp)
Mestrado em Medicina pela FMB-Unesp
Fellowship em Laringologia pelo Hospital IPO, PR
Doutoranda em Clínica Cirúrgica pela Universidade Federal do Paraná (UFPR)
Médica ORL do Hospital IPO, RJ

EVALDO DACHEUX DE MACEDO FILHO
Mestrado e Doutorado em Cirurgia pela Universidade Federal do Paraná (UFPR)
Professor da Especialização em ORL da UFPR
Médico do Departamento de ORL do Hospital de Clínicas da UFPR
Coordenador do Núcleo de Ensino e Pesquisa do Hospital IPO (NEP), RJ
Coordenador do Comitê de Ética em Pesquisa do Hospital IPO (CEP), RJ
Médico ORL do Hospital IPO, RJ

FÚLVIO CALICE FERREIRA
Graduação em Medicina pela Universidade de Alfenas, MG
Residência Médica em ORL pela Universidade de Ribeirão Preto – Associação Paparella de ORL
Fellowship em ORL pela Clínica Paparella e Hospital IPO
Médico ORL do Hospital IPO, RJ

GUILHERME SIMAS DO AMARAL CATANI
Graduação em Medicina pela Universidade Federal do Paraná (UFPR)
Residência Médica em ORL pelo Hospital de Clínicas da UFPR
Mestrado e Doutorado pela UFPR
Professor Adjunto do Departamento de ORL da UFPR
Médico do Departamento de ORL do Hospital de Clínicas da UFPR
Médico ORL do Hospital IPO, RJ

JORGE MASSAAKI IDO FILHO
Graduação em Medicina pela Faculdade Evangélica do Paraná
Residência Médica em ORL pelo Hospital Evangélico do Paraná
Fellowship em ORL pelo Hospital IPO
Mestrado em Clínica Cirúrgica pela Universidade Federal do Paraná (UFPR)
Médico ORL do Hospital IPO

LETÍCIA RAYSA SCHIAVON KINASZ
Graduação em Medicina pela Universidade Federal do Paraná (UFPR)
Residência Médica em ORL pelo Hospital de Clínicas da UFPR
Fellowship em ORL Pediátrica pelo Hospital de Clínicas da
Universidade Estadual de Campinas (Unicamp)

MARIA THERESA COSTA RAMOS DE OLIVEIRA PATRIAL
Graduação em Medicina pela Universidade Federal do Paraná (UFPR)
Residência Médica em ORL pelo Hospital de Clínicas da UFPR
Mestrado em Clínica Cirúrgica pela UFPR
Médica do Departamento de ORL do Hospital de Clínicas da UFPR
Médica ORL do Hospital IPO, RJ

RAFAEL TOLEDO ENES NOGUEIRA
Graduação em Medicina pela Universidade Federal do Maranhão (UFMA)
Residência Médica em ORL pelo Hospital Regional de Presidente Prudente, SP
Fellowship em Otorrinolaringologia pelo Hospital IPO, RJ
Médico ORL do Hospital IPO, RJ

SUMÁRIO

1 ANATOMIA CIRÚRGICA DA LARINGE 1
Caroline Fernandes Rímoli

2 ENTUBAÇÃO LARÍNGEA E MANOBRAS MICROCIRÚRGICAS 5
Evaldo Dacheux de Macedo Filho

3 MICROCIRURGIA DOS NÓDULOS VOCAIS 9
Fúlvio Calice Ferreira

4 MICROCIRURGIA DO PÓLIPO VOCAL 15
Jorge Massaaki Ido Filho

5 MICROCIRURGIA DO EDEMA DE REINKE 21
Maria Theresa Costa Ramos de Oliveira Patrial

6 MICROCIRURGIA DAS ALTERAÇÕES ESTRUTURAIS MÍNIMAS (AEMs) 29
Evaldo Dacheux de Macedo Filho

7 MICROCIRURGIA DO GRANULOMA LARÍNGEO 37
Caroline Fernandes Rímoli

8 MICROCIRURGIA DA PAPILOMATOSE LARÍNGEA 41
Guilherme Simas do Amaral Catani

9 TRATAMENTO MICROCIRÚRGICO DAS LESÕES PRÉ-MALIGNAS 49
Rafael Toledo Enes Nogueira ▪ Letícia Raysa Schiavon Kinasz

10 MICROCIRURGIA DE LARINGE NO IDOSO 57
Caroline Fernandes Rímoli

11 TECNOLOGIAS EM MICROCIRURGIA DE LARINGE 61
Evaldo Dacheux de Macedo Filho ▪ Jorge Massaaki Ido Filho

12 CIRURGIAS DO ARCABOUÇO LARÍNGEO 69
Guilherme Simas do Amaral Catani ▪ Letícia Raysa Schiavon Kinasz

ÍNDICE REMISSIVO 79

Microcirurgia de Laringe

Técnica Cirúrgica em Realidade Aumentada

Thieme Revinter

ANATOMIA CIRÚRGICA DA LARINGE

CAPÍTULO 1

Caroline Fernandes Rímoli

A apresentação da anatomia cirúrgica da laringe visa a preparar um cenário da área contemplada pela cirurgia laríngea e introduzir o leitor ao material visual presente nos próximos capítulos.

A laringe é um órgão ímpar localizado na região cervical ventral mediana. Faz parte das vias aerodigestórias superiores e desenvolve papel fundamental de proteção das vias aéreas inferiores de penetração de secreção e de alimento (função esfincteriana).[1] Além disso, permite a passagem de ar entre a faringe e a traqueia (função respiratória) e é responsável pela fala (função fonatória).

O ádito da laringe é, como o nome indica, a entrada da laringe. Seus limites são formados pela face laríngea da epiglote, anteriormente, as pregas ariepiglóticas, lateralmente, e a prega interaritenóidea, posteriormente.

A laringe é dividida em regiões ou andares, como representado na Figura 1-1: supraglote, glote e subglote (infraglote).[2]

A **supraglote** é composta pela epiglote, pelas pregas ariepiglóticas (que contêm os músculos ariepiglóticos e as cartilagens corniculadas e cuneiformes), pelas bandas ventriculares (falsas pregas vocais) e pelos ventrículos de Morgagni.

A **glote** contém as pregas vocais, incluindo a comissura anterior e posterior, e divide-se em duas porções: a fonatória (porção intermembranosa ou anterior) e a respiratória (porção intercartilaginosa ou posterior). A porção fonatória se insere anteriormente na

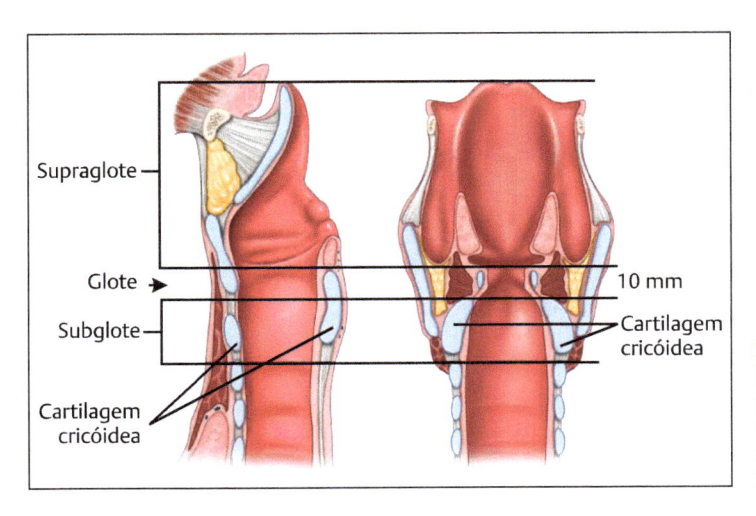

Fig. 1-1. Divisão da laringe em três andares: supraglote, glote e subglote. (Extraído de Lesperance M et al, 2017.)[2]

cartilagem tireóidea, por meio do tendão da comissura anterior, e a inserção posterior se dá no processo vocal da cartilagem aritenóidea. O plano horizontal da glote possui aproximadamente 1 cm de altura.

Tão relevante quanto o estudo das estruturas macroscópicas é a recordação da ultraestrutura das pregas vocais (Fig. 1-2). Como demonstrado por estudos histológicos de Hirano,[3,4] a estrutura das pregas vocais é organizada em camadas com propriedades mecânicas distintas e se diferenciam pela concentração de elastina e colágeno. As camadas mais superficiais tendem a ser mais maleáveis, ao passo que há gradativa rigidez conforme se aproxima do músculo vocal. Em sua famosa "Teoria do Corpo e Cobertura", expõe que o epitélio e a camada superficial da lâmina própria (espaço de Reinke) correspondem à cobertura, enquanto o ligamento vocal (composto pelas camadas intermediária e profunda da lâmina própria), juntamente com o músculo vocal, ao corpo. No momento da cirurgia, quanto menos nos aprofundamos em camadas desnecessárias ao ato, menor é a chance de formação de fibrose e, consequentemente, melhor o resultado vocal.

A **subglote**, por sua vez, é a região que compreende o limite inferior da glote até a borda inferior da cartilagem cricóidea. Inferiormente, este conjunto se conecta à traqueia.

Internamente, a laringe é ampla nos andares cranial (supraglote) e caudal (infraglote) e estreita no andar glótico.[5]

Os seios piriformes, que não são componentes da laringe, mas da hipofaringe, se encontram lateralmente às aritenoides, correspondendo ao espaço entre as cartilagens tireóidea e cricóidea. Por eles devem seguir as secreções e alimentos em direção ao esôfago, que se encontra posterior à laringe. As estruturas supraglóticas se projetam como um cilindro no interior da hipofaringe.

A laringe é formada por nove cartilagens unidas por membranas e ligamentos. Três são ímpares (epiglote, tireóidea e cricóidea) e três são pares (aritenóideas, corniculadas e cuneiformes). A epiglote tem a forma de uma folha e se localiza, dorsalmente, à base da língua e, ventralmente, ao ádito laríngeo, sendo fixada à porção mediana do osso hioide e à cartilagem tireóidea pelos ligamentos hioepiglótico e tireoepiglótico. A tireoide tem formato de escudo e é a maior cartilagem da laringe. Apresenta duas lâminas que se fundem ventralmente em ângulo diedro na linha média do pescoço, estabelecendo a proeminência laríngea, ou pomo de Adão. O conhecimento preciso da projeção da prega vocal sob a lâmina da cartilagem tireóidea é de extrema importância para o sucesso da cirurgia de tireoplastia

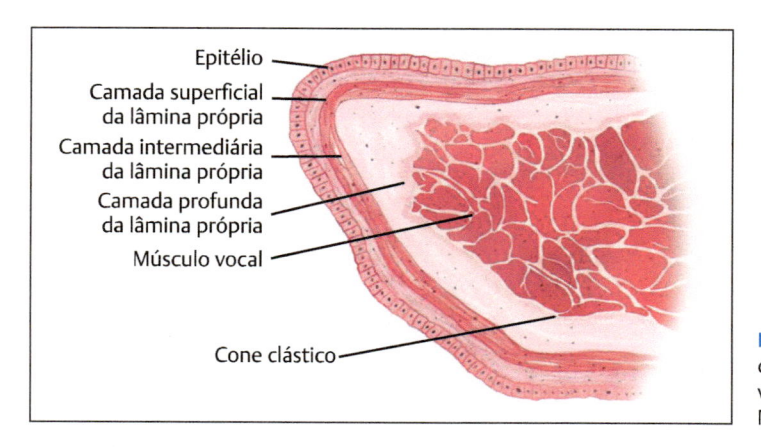

Fig. 1-2. Representação da ultraestrutura da prega vocal. (Extraído de Hirano M, 1981.)[4]

tipo I.[6] A cartilagem cricóidea é um anel completo que se articula com as aritenoides pela articulação cricoaritenóidea e com a tireoide pela articulação cricotireóidea. As aritenoides se situam sobre a borda posterior da lâmina da cricoide e exibem formato de pirâmide triangular. Apresentam duas projeções: uma apófise ventral ou interna, o processo vocal, onde se insere o ligamento vocal, e uma apófise dorsal ou externa, o processo muscular, onde se inserem os músculos cricoaritenóideos posterior e lateral.[1] Sobre a aritenoide e a prega ariepiglótica encontram-se as cartilagens corniculadas e cuneiformes.

O osso hioide, ímpar, em formato de ferradura, é quem exerce a função de suporte e suspensão de todo esse conjunto.

Os músculos da laringe se dividem em extrínsecos (entre a laringe e os órgãos adjacentes) e intrínsecos (entre estruturas internas). Externamente ao arcabouço laríngeo estão os músculos tíreo-hióideo, estilóideo, milo-hióideo, digástrico, estilofaríngeo e palatofaríngeo, que são levantadores da laringe. Dentre os abaixadores, tem-se o omo-hióideo, esterno-hióideo, esternotireóideo e o tireo-hióideo, que se originam e se inserem nas estruturas que compõem seus nomes. A musculatura intrínseca é responsável pelos movimentos de adução, abdução e tensão das pregas vocais. Todos os músculos intrínsecos são pares, exceto o músculo aritenóideo, que une as aritenoides e forma a comissura posterior. Dentre os adutores, tem-se o cricoaritenóideo lateral e o aritenóideo. O único músculo abdutor é o cricoaritenóideo posterior. O músculo cricotireóideo é o grande tensor, já que aproxima, anteriormente, as cartilagens cricóidea e tireóidea, e o músculo tireoaritenóideo é o músculo vocal propriamente dito. Dentre outros músculos estão o ariepiglótico e o tireoepiglótico.[7]

É significativo citar dois espaços compostos por tecido adiposo, tecido conjuntivo e vasos, que são o espaço pré-epiglótico e o paraglótico. O primeiro se estende ao redor da epiglote e o segundo é limitado pela membrana quadrangular e cone elástico, medialmente, pela cartilagem tireóidea, lateralmente, e pelo recesso piriforme, caudalmente.[8] O conhecimento desses espaços é relevante na avaliação de extensão e estadiamento dos tumores laríngeos.

Lateralmente à laringe existe o feixe vasculonervoso do pescoço, constituído por veia jugular, artéria carótida e nervo vago. Todas essas estruturas têm relação com a laringe, seja na sua irrigação (através das artérias e veias tireóideas superiores e inferiores) ou na sua inervação. Todos os músculos intrínsecos da laringe são inervados pelo nervo laríngeo recorrente (inferior), ramo do nervo vago, exceto o músculo cricotireóideo, cuja inervação se dá pelo ramo externo do nervo laríngeo superior. O ramo interno, por sua vez, penetra na membrana tíreo-hióidea e faz a inervação sensitiva da mucosa da laringe da epiglote até as pregas vocais, enquanto o nervo laríngeo recorrente, que é misto, inerva sensitivamente a laringe abaixo da glote. O nervo laríngeo recorrente possui um trajeto peculiar - emerge do nervo vago, contorna o tronco braquiocefálico à direita e o arco aórtico à esquerda, segue um trajeto ascendente no sulco traqueoesofágico, e penetra na laringe próximo ao corno inferior da cartilagem tireóidea e ao músculo critoaritenóideo posterior. À direita, o nervo inicia seu trajeto mais lateral, com trajetória mais oblíqua, por isso a preferência da esofagectomia e da artrodese cervical serem à esquerda, quando optado pela técnica cervical. No que diz respeito aos linfáticos da laringe, sua rede é abundante na supraglote e na subglote, porém, escassa na região glótica, o que lhe confere um padrão em ampulheta.

Durante a microcirurgia de laringe, após a correta introdução do laringoscópio de suspensão, idealmente deve-se ter um panorama completo da região a ser abordada. Muitas vezes, no entanto, essa visualização pode ser dificultada pela anatomia do paciente. Devem-se avaliar, no pré-operatório, sinais potenciais de dificuldade para que, no ato cirúrgico, o profissional disponha de material para minimizar a má exposição glótica.

REFERÊNCIAS BIBLIOGRÁFICAS

1. Dedivitis RA. Anatomia da laringe. In: Métodos de avaliação e diagnóstico de laringe e voz. São Paulo: Lovise; 2002. p. 5-38.
2. Lesperance M, Flint PW, Haughey BH. Cummings Otorrinolaringologia: Cirurgia de Cabeça e Pescoço. 6. ed. Rio de Janeiro: Elsevier; 2017. p. 744-50.
3. Hirano M. Phonosurgery: Basic and clinical investigations. Otologia (Fukuoka) (Suppl 1) 1975;21:239-440.
4. Hirano M. Structure of vocal fold in normal and disease states: Anatomical and physical studies. ASHA Rep. 1981;11:11-30.
5. Araujo Filho VJF, Cernea CR, Brandão LG. Manual do residente de cirurgia de cabeça e pescoço. 2. ed. Barueri: Manole; 2013. p. 275-6.
6. Frizzarini R. Análise tomográfica para o planejamento da tireoplastia tipo I: estudo experimental em laringes humanas excisadas. [Tese de Doutorado]. São Paulo: USP; 2007.
7. Martins RHG. A voz e seus distúrbios. Botucatu: Cultura Acadêmica; 2005. p. 16-8.
8. Tucker GF, Smith Jr HR. A histological demonstration of the development of laryngeal connective tissue compartments. Trans Am Acad Ophthalmol Otolaryngol. 1962;66:308-18.

ENTUBAÇÃO LARÍNGEA E MANOBRAS MICROCIRÚRGICAS

CAPÍTULO 2

Evaldo Dacheux de Macedo Filho

ENTUBAÇÃO LARÍNGEA

As dimensões da laringe sofrem modificações com o passar dos anos. A laringe infantil apresenta relações internas que são desproporcionais à laringe do adulto, fato decorrente, principalmente, do processo de maturação tecidual, que afeta o epitélio, o espaço submucoso, cartilagens, estruturas ligamentares e musculares, com repercussão no espaço endoluminal. Esta é a razão para a qual usamos laringoscópios cirúrgicos de distintos diâmetros.[1]

Como para a microcirurgia de laringe o paciente deve ser previamente submetido à entubação orotraqueal, realizada pelo anestesista, recomendam-se tubos endotraqueais de diâmetros inferiores a 6 mm, que possibilitam mais espaço na luz glótica e melhor acesso ao ádito da laringe para a exposição ideal das pregas vocais a serem instrumentadas. Estes laringoscópios rígidos que utilizamos são Karl Storz, Kantor-Berci, Jackson e Dan.[2]

A microlaringoscopia de suspensão vem sendo usada com finalidade diagnóstica e terapêutica em diversas afecções laríngeas. O ideal é a visualização de toda a prega vocal até a comissura anterior, tentando evitar erros diagnósticos, remoção incompleta de lesões, lesão inadvertida das pregas vocais ou até interrupção do procedimento. Na maioria dos casos o laringoscópio rígido de suspensão permite uma exposição adequada da laringe. Entretanto, alguns pacientes apresentam dificuldade de exposição laríngea, um dos principais problemas na microcirurgia da laringe.

Diversos estudos abordam fatores clínicos pré-operatórios que predizem a dificuldade de entubação endotraqueal para procedimentos cirúrgicos. São exemplos o índice de massa corporal, o índice de Mallampati modificado, a circunferência cervical, a protrusão da mandíbula, o teste da mordida do lábio superior, a distância interincisivos, a distância hiomental, a distância tireomental, a distância esternomental, a maior distância horizontal da mandíbula, entre outros.[3,4] Os anestesistas utilizam a escala de Cormack e Lehane para graduar a dificuldade de entubação endotraqueal com foco na visualização da laringe, por meio da elevação da epiglote pelo laringoscópio. Entretanto, estes mesmos parâmetros foram pouco avaliados para a locação do laringoscópio na realização das microcirurgias da laringe. Além disso, não existe uma escala padrão utilizada pelos cirurgiões de laringe.[4,5]

Realizamos um estudo para avaliar parâmetros anatômicos que se relacionem com a identificação preditiva da dificuldade de entubação e criamos uma escala com quatro classes para identificarmos os graus de qualidade de exposição laríngea. Notamos que os únicos parâmetros que mostraram correlação significativa com a exposição inadequada da laringe foram a distância hiomental com extensão da cabeça inferior a 6,05 cm ($p = 0,003$) e índice de Cormarck-Lehane ≥ 2 ($p = 0,04$). O uso do suspensor do laringoscópio melhorou a visualização laríngea de forma significativa ($p < 0,04$).[2]

MANOBRAS MICROCIRÚRGICAS

O uso de materiais apropriados, notadamente as micropinças, tem como característica serem longos para permitirem a instrumentação na extensão do laringoscópio cirúrgico e a relação com a distância focal dos microscópios. Este instrumental especialmente desenhado permite, assim, segura manipulação da delicada estrutura laríngea.[6]

Algumas manobras básicas aplicadas à clássica microcirurgia de laringe serão descritas e apresentadas abaixo de maneira esquemática:

1. Palpação;
2. Hemostasia pré-operatória;
3. Preensão da mucosa;
4. Biópsias dirigidas;
5. Secção linear com microtesouras;
6. Cordotomia superior;
7. Descolamento das estruturas internas das pregas vocais;
8. Confecção de retalhos microcirúrgicos;
9. Hemostasia trans e pós-operatória;
10. Injeção intralaríngea;
11. Fechamento da cordotomia por cola biológica ou suturas;
12. Manobras relacionadas com técnicas modernas com *laser* e *shaver*.

Palpação

O toque delicado e sutil sobre a superfície das pregas vocais permite avaliar sua pliabilidade e integridade quando na sua normalidade e, ao mesmo tempo, se constatar áreas de retração cicatricial, defeitos nas suas bordas e percepção da real dimensão e profundidade das lesões. Este movimento de palpação possibilita a rotação da prega avaliada para se inspecionar seus aspectos inferiores, anteriores e laterais, além da visão endoscópica microcirúrgica principal. Aqui se aplica o princípio da tridimensionalidade com o toque das mãos.

Hemostasia Pré-Operatória

Ao identificarmos e dimensionarmos a lesão a ser operada ou área a ser explorada, recomendamos a colocação de cotonoide embebido em adrenalina 1:1.000, que pode ser deixado por alguns minutos sobre as bordas das pregas vocais a fim de determinar vasoconstrição local.

Preensão da Mucosa

Este movimento é o iniciador da exploração cirúrgica propriamente dita, pois permite expor e mobilizar a borda livre ou lesões presentes nas suas bordas e, ainda, para melhor identificação da extensão lesional e, assim, posterior secção com microtesouras ou bisturi. A pinça de preensão deve ser mantida durante toda a secção da lesão, exploração interna das pregas vocais ou na confecção de retalhos. Utilizam-se para esta finalidade, idealmente, as pinças em coração ou também denominadas pinças Bouchayer.

Biópsias

As biópsias têm como objetivo a colheita de material nos casos de lesões neoplásicas extensas limitantes à ressecção microcirúrgica ou à exérese de certas lesões localizadas, como o granuloma no processo vocal ou, ainda, lesões extensas sobre as pregas vocais, como nos casos de papilomatose de laringe ou amiloidose laríngea. A dimensão das pinças de biópsia, preferencialmente as saca-bocados, terá relação direta com o objetivo da biópsia e a característica da lesão.

Secção Linear com Microtesouras
A utilização das microtesouras permite a secção das lesões localizadas nas bordas livres, superior ou inferior das pregas vocais, conferindo precisão e limitação para a retirada segura das lesões; podem, também, ser aplicadas para o descolamento e secção de lesões nas estruturas internas das pregas vocais. Dispomos de diversos modelos destas microtesouras, optando-se quase sempre pelas de pontas curvas para as bordas livres e as retas para a comissura anterior.

Cordotomia Superior
Este é o movimento que permite a abertura ao interior da lâmina própria pela borda superior, possibilitando acesso às lesões internas, principalmente no grupo das alterações estruturais mínimas, notadamente os cistos intracordais. Recomenda-se secção linear geralmente na porção medial da borda superior, deslizando-se cuidadosamente a lâmina do bisturi no sentido anteroposterior, sem aprofundamento, para não se lesionar as estruturas internas e, ao mesmo tempo, permitir a preservação da anatomia da prega vocal. A localização da incisão pode sofrer, ainda, variações conforme a localização das lesões.

    A presença de vasos transversais anômalos, como as vasculodisgenesias, confere possibilidade de sangramento local, que deve ser controlado antes de se prosseguir com cirurgia. Nos casos de lesões cicatriciais, sulcos vocais ou lesões malignas infiltrantes, esta secção poderá ser difícil, mas ainda assim possível.

Descolamento das Estruturas Internas das Pregas Vocais
Após a cordotomia, acessada a camada superficial da lâmina própria abaixo do epitélio, passa-se a identificar ou expor lesões internas, ligamento vocal ou camada muscular, com manobras de descolamento com microdescoladores de pontas curvas geralmente viradas ao lado contralateral, a fim de evitar dano ao epitélio da borda livre. Este descolamento é parte da confecção de retalhos. Para a exérese de pequenas lesões internas ou resquícios teciduais recomenda-se a aplicação de pinças Saito para manter esta precisão instrumental.

Confecção de Retalhos Microcirúrgicos (*Flaps*)
Esta manobra permite a confecção de retalhos de mucosa contendo epitélio de borda livre ou superior, e conferir maior precisão na exérese de grandes lesões polipoides hemangiomatosas, lesões leucoplásicas e lesões malignas com segurança no controle da extensão e profundidade das lesões. Os retalhos facilitam a reepitelização da mucosa, assim como melhor controle da ferida cirúrgica residual. Para este movimento, a utilização dos descoladores é fundamental, pois permite o manejo tridimensional das camadas da prega vocal.

Hemostasia Trans e Pós-Operatória
Procura-se evitar ao máximo o uso de cauterização com eletrocautérios, pois o efeito térmico cuja penetração nas camadas internas não é controlada de modo preciso pode causar dano cicatricial neste delicado tecido. Usamos cotonoides embebidos em adrenalina 1:1.000 durante todo o ato cirúrgico. Algumas lesões vasculares preexistentes podem ser

manipuladas e retiradas com microagulhas ou microganchos. Só finalizamos a microcirurgia com o absoluto controle hemostático e limpeza com microaspiradores de toda a laringe em todos os seus planos glótico, subglótico e supraglótico.

Injecção Intralaríngea

Este é um movimento que abrange distintos objetivos e, atualmente, área de grande interesse na terapia laringológica. Aqui abrangeremos apenas os procedimentos intraoperatórios. A injeção pode ser realizada para descolamento das camadas internas quando se utiliza solução salina. Pode ser utilizada para aplicação de corticosteroides no leito cirúrgico. Pode ser usada como transporte de medicamentos, como indicamos, o uso de Cidofovir nos casos de papilomatose de laringe, toxina botulínica para disfonia espasmódica, ou para provocar paresia temporária em casos de úlcera de contato ou granulomas e, finalmente, para preenchimento interno das pregas vocais com a utilização de produtos variados como hidróxido de apatita, com o objetivo de aumento volumétrico radial das pregas vocais em casos de presbifonia, paralisia unilateral de prega vocal ou, ainda, lesões cicatriciais.

Aposição e Fechamento da Cordotomia por Cola Biológica ou Suturas

Após cordotomia e exploração cirúrgica interna da prega vocal, a aposição das bordas das cordotomias podem ocorrer espontaneamente, apenas com aproximação das mesmas, porém, pode ser necessária a utilização de cola biológica, localmente, cujo efeito é muito rápido e facilitador desta ação. A utilização de microssuturas com fios de náilon 6-0 é recomendada para microcirurgia de maior dimensão.

Manobras Relacionadas com o Uso de *Laser* ou *Shaver*

Estas técnicas microcirúrgicas agregam materiais e cuidados adicionais que incluem desde a proteção da via aérea como um todo e das pregas vocais em especial. Detalharemos este manejo cirúrgico e suas manobras específicas em capítulo apropriado.

REFERÊNCIAS BIBLIOGRÁFICAS

1. Benjamin B, Lindholm CE. Systematic direct laryngoscopy; The Lindholm Laryngoscopes. Ann Otol Rhinol Laryngol. 2003;112(9 Pt 1):787-97.
2. Ballin AC, Macedo Filho ED, Sela GB, Catani G, Ido-Filho J, Ballin CH, et al. Avaliação sistematizada da dificuldade de exposição das pregas vocais na microcirurgia da laringe. Int Arch Otorhinolaryngol. 2010;14(3):294-301.
3. Cormack RS, Lehane J. Difficult tracheal intubation in obstetrics. Anaesthesia. 1984;39:1105-11.
4. Hsiung MW, Pai L, Kang BH, Wong CS, Wang HW. Clinical predictors of difficult laryngeal exposure. Laryngoscope. 2004;114(2):358-63.
5. Mallampati SR, Gatt SP, Gugino LD, Desai SP, Waraksa B, Freiberger D, et al. A clinical sign to predict difficult tracheal intubation: a prospective study. Can Anaesth Soc J. 1985;32:429-34.
6. Bouchayer M, Cornut G. Microsurgery for benign lesions of vocal folds. Ear Nose Throat J. 1988;67:446-66.

MANOBRAS MICROCIRÚRGICAS

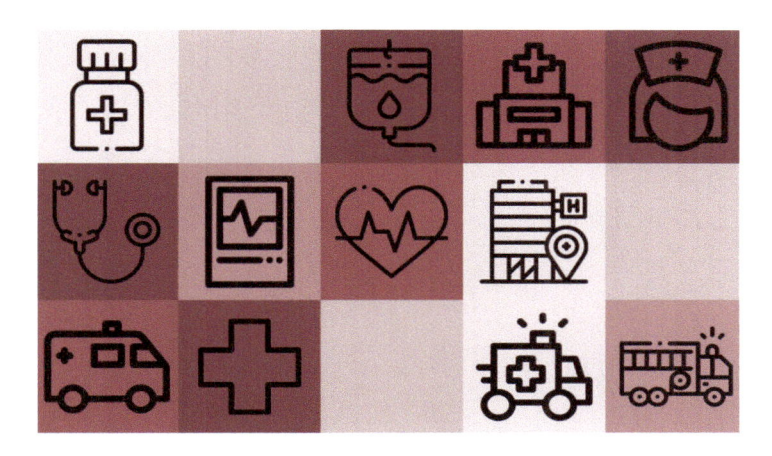

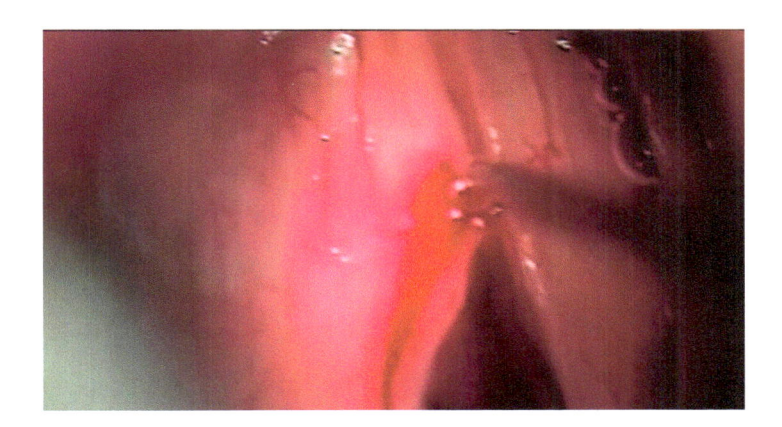

1. Palpação; 2. Hemostasia pré-operatória; 3. Preensão da mucosa; 4. Biópsias dirigidas; 5. Secção linear com microtesouras; 6. Cordotomia superior; 7. Descolamento das estruturas internas das pregas vocais; 8. Confecção de retalhos microcirúrgicos; 9. Hemostasia trans e pós-operatória; 10. Injeção intralaríngea; 11. Fechamento da cordotomia por cola biológica ou suturas; 12. Manobras relacionadas com técnicas modernas com *laser* e *shaver*.

*Esta página tem conteúdo em Realidade aumentada.
Acesse o app IPO Microcirurgia de Laringe em Realidade Aumentada, clique em começar. Aponte a câmera do seu smartphone ou tablet para a imagem acima.*

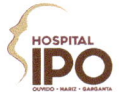

MICROCIRURGIA DOS NÓDULOS VOCAIS

CAPÍTULO 3

Fúlvio Calice Ferreira

Nódulos vocais são lesões benignas definidas como pequenos crescimentos bilaterais simétricos de tamanho variável, encontrados na junção do terço médio anterior da porção membranosa das pregas vocais. Apresentam aspecto esbranquiçado, opaco e firme. Possuem característica fibrosa ou edematosa. Eles são caracterizados por espessar o epitélio com grau variável de reação inflamatória na lâmina própria superficial subjacente. Os nódulos interferem no comportamento vibratório das pregas vocais, com consequente deterioração da qualidade da voz. São encontrados em adultos, principalmente no sexo feminino. Estão presentes, também, em um menor número, nas crianças.[1]

A etiologia dos nódulos vocais é desconhecida, embora as alterações histológicas tenham sido associadas a lesões repetitivas na mucosa em decorrência da hiperfunção laríngea e do abuso vocal.[1] O trauma vocal é maior no terço médio anterior das pregas vocais, sendo este o local de maior contato durante a fonação.[2] O trauma laríngeo causa, inicialmente, lesões localizadas com edema ou hemorragia submucosa na prega vocal.[3] A vibração excessiva causa estresse mecânico confinado à borda das pregas vocais, que está associada a uma ativação de fibroblastos subepiteliais com deposição excessiva de fibras colágenas.[4] Os nódulos edematosos são relativamente macios e flexíveis. Caso persista o evento traumático, o tecido edemaciado passa por hialinização e fibrose dos mesmos.[5]

No entanto, existem também outros fatores predisponentes, incluindo infecções, distúrbios inflamatórios crônicos, alergia e refluxo laríngo-faríngeo.[6] Os nódulos vocais são mais frequentes em mulheres do que nos homens, tendo como hipótese uma possível causa hormonal.[7] Além disso, há maior frequência fundamental nas mulheres com o consequente aumento do trauma vocal.[8]

No sexo feminino encontra-se, também, menos ácido hialurônico na camada superficial da lâmina própria do que no sexo masculino.[9] O ácido hialurônico é um dos principais contribuintes para a viscoelasticidade na camada superficial da lâmina própria e, quando ausente, pode resultar na formação de cicatrizes.[10] Outros fatores de risco incluem ocupações com alta demanda vocal, personalidade e traços psicológicos específicos.[6,11,12] Os nódulos vocais também são frequentemente relatados em crianças com perda auditiva e dificuldades comportamentais.[13,14]

A presença de nódulos vocais resulta em disfonia caracterizada por rouquidão e um tom habitual mais baixo.[15] Outros sintomas comuns são a redução da amplitude vocal, fadiga vocal, secura e desconforto na garganta.[16] Nem todos os pacientes com nódulos vocais são sintomáticos e, de fato, alguns podem até gostar da qualidade da voz que os nódulos lhes dão.[1]

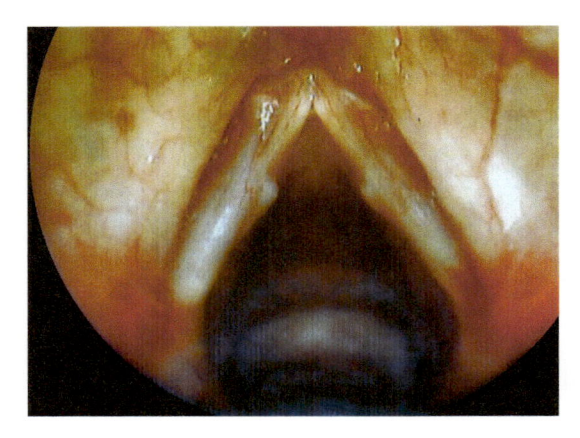

Fig. 3-1. Imagem de videolaringoscopia demonstrando nódulo vocal em terço médio de prega vocal bilateralmente.

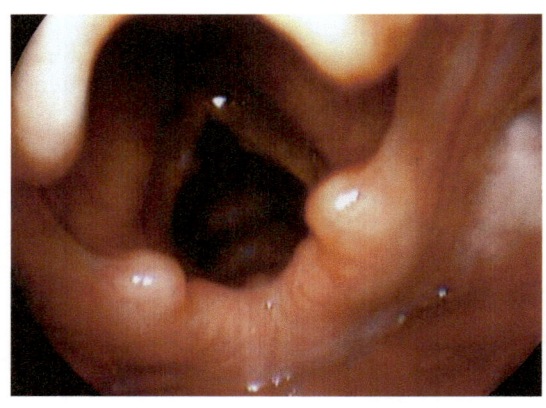

Fig. 3-2. Imagem de videolaringoscopia demonstrando nódulo vocal em terço médio-anterior de prega vocal bilateralmente; laringe infantil.

O diagnóstico é realizado por videolaringoscopia endoscópica (Figs. 3-1 e 3-2). Pode ser complementado por videoestroboscopia, em que evidenciamos alterações das propriedades vibratórias da mucosa. Durante a videolaringoestroboscopia ocorre modificação das características vibratórias de amplitude, propagação da onda mucosa e simetria do padrão vibratório em razão da presença do aumento de massa nas pregas vocais.[17]

MANEJO MICROCIRÚRGICO NOS NÓDULOS VOCAIS

A microcirurgia laríngea é eficaz no tratamento dos nódulos vocais. Em nosso grupo de laringologia do hospital IPO realizamos a técnica microcirúrgica de laringe tradicional a frio. Após entubação orotraqueal sob anestesia geral, o paciente é posicionado na mesa cirúrgica em decúbito dorsal. Solicitamos ao anestesiologista que mantenha o tubo orotraqueal sistematicamente fixado sempre para o lado esquerdo na cavidade oral do paciente.

Utilizamos o laringoscópio de suspensão rígido universal de Dan fixado por haste sobre o tórax do paciente. Em alguns casos, de maior dificuldade em fixar e anteriorizar a exposição cirúrgica da laringe, adaptamos um calço de tecido entre o tórax do paciente e a haste que fixa o laringoscópio. Utilizamos ainda, se necessário, uma fita de compressão sobre a região cervical anterior do paciente fixando a mesma nas laterais da mesa cirúrgica. Para a proteção do contato laringoscópico com os dentes incisivos superiores do paciente, utilizamos apenas uma gaze comum. Nos pacientes edêntulos e crianças, a técnica de posicionamento laringoscópico é realizada da mesma forma.

Posicionamos o microscópio cirúrgico e depois de boa visualização iniciamos a microcirurgia dos nódulos. Utilizamos sempre o cotonoide embebido com adrenalina para um pré-controle do sangramento local. Realizamos inspeção prévia sob palpação e visualização minuciosa das estruturas a fim de dimensionar o tamanho e a extensão dos nódulos para evitar o desapercebimento de outras lesões possivelmente associadas.

Após a utilização de pinça Bouchayer para auxílio da pega da prega vocal e dimensionamento do local a ser ressecado, utilizamos a microtesoura cirúrgica para a remoção deste nódulo unilateral, lembrando que a curvatura da microtesoura a ser utilizada sempre será com a concavidade contrária à lateralidade da prega vocal. Feita a ressecção unilateral, repetimos o mesmo método contralateral. Durante esta manobra de ressecção do nódulo devemos nos atentar e evitar a extensão do corte em direção próxima à comissura anterior, bilateralmente, com o intuito de prevenir sinéquias como complicação pós-operatória. Novamente com uma pinça contendo algodão embebido em adrenalina, fazemos a hemostasia e a aspiração de fluidos sempre com a proteção do algodão sobre a prega vocal. Esta manobra tem o intuito de minimizar o trauma cirúrgico pela aspiração direta ao epitélio das pregas vocais.

Não menos importante que os passos anteriores, neste momento, realizamos uma inspeção final a fim de encontrar algum remanescente de mucosa. Caso encontremos algum remanescente desta mucosa, utilizamos uma pinça Saito para a remoção cuidadosa do mesmo. Se os nódulos a serem ressecados forem pequenos, podemos, neste caso em específico, utilizar a ressecção em uma única manobra com a pinça Saito (muito utilizado em crianças). Deixaremos de utilizar, nestes casos, a pinça Bouchayer e microtesoura como descrito anteriormente. Logo após o ato cirúrgico e retorno à consciência, o paciente é orientado no próprio leito hospitalar sobre a importância do repouso vocal absoluto durante uma semana. Logo em seguida inicia-se fonoterapia pós-operatória sob os cuidados fonoaudiológicos e acompanhamento ambulatorial periódico (Vídeo 3-1).

Muitos médicos endossam a terapia da voz como modalidade de tratamento primário, reservando microcirurgia para os casos onde permanecem limitações vocais significativas após um programa ideal de terapia vocal.[18] Há controvérsias sobre a cirurgia a *laser* para lesões superficiais. O que já foi considerado terapia primária caiu em ostracismo ao longo dos anos com a melhora da técnica microcirúrgica convencional. Há evidência de que a energia térmica do *laser* possa ser prejudicial às camadas mais profundas da prega vocal, piorando os resultados da voz.[19]

Nódulos vocais também são muito comuns em crianças e não há evidências de que exista uma transição do problema para a fase adulta. Nos meninos é reconhecido que os nódulos se resolvam espontaneamente na puberdade. Nos casos de pacientes que não respondem à terapia vocal, mudança no estilo de vida e controle de refluxo laringofaríngeo, a cirurgia é imperativa. A terapia vocal, independentemente ou em combinação com outro tratamento, é essencial em pacientes com nódulos.

As evidências disponíveis sugerem que a terapia vocal pode aperfeiçoar a voz e a condição fisiológica dos tecidos, mas a resolução completa da patologia não pode ser possível em todos os pacientes, principalmente naqueles em que a membrana basal da prega vocal está comprometida. A educação de indivíduos em risco para formação de nódulos, já na primeira infância, pode ser útil para prevenir ou minimizar essa probabilidade e ser uma responsabilidade de todos os profissionais envolvidos no atendimento desta patologia.[20]

CAPÍTULO 3

MICROCIRURGIA DOS NÓDULOS VOCAIS
MANEJO MICROCIRÚRGICO NOS NÓDULOS VOCAIS

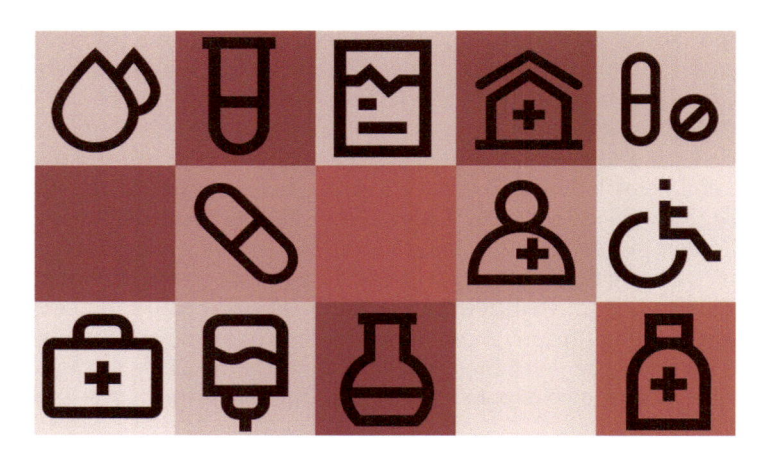

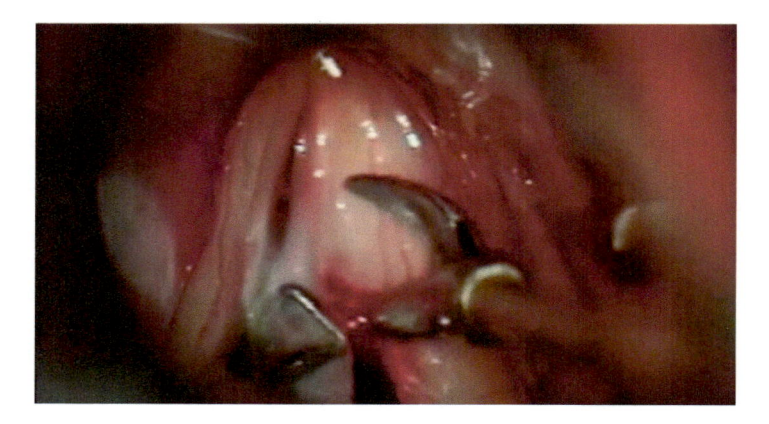

A microcirurgia laríngea é eficaz no tratamento dos nódulos vocais. Em nosso grupo de laringologia, do Hospital IPO, realizamos a técnica microcirúrgica de laringe tradicional a frio. Após entubação orotraqueal sob anestesia geral, o paciente é posicionado na mesa cirúrgica em decúbito dorsal. Solicitamos ao anestesiologista que mantenha o tubo orotraqueal sistematicamente fixado sempre para o lado esquerdo na cavidade oral do paciente.

Esta página tem conteúdo em Realidade aumentada. Acesse o app IPO Microcirurgia de Laringe em Realidade Aumentada, clique em começar. Aponte a câmera do seu smartphone ou tablet para a imagem acima.

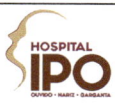

REFERÊNCIAS BIBLIOGRÁFICAS

7. Pedersen M, McGlashan J. Surgical versus non-surgical interventions for vocal cord nodules. Cochrane Database Syst Rev. 2012;13(6):CD001934.
8. Jiang J, Titze IR. Measurement of vocal fold intraglottal pressure and impact stress. J Voice. 1994;8(2):132-44.
9. Akif Kilic M, Okur E, Yildirim I, Güzelsoy S. The prevalence of vocal fold nodules in school age children. Int J Pediatr Otorhinolaryngol. 2004;68(4):409-12.
10. Zhukhovitskaya A, Battaglia D, Khosla SM, Murry T, Sulica L. Gender and age in benign vocal fold lesions. Laryngoscope. 2015;125(1):191-6.
11. Neves BM, Neto JG, Pontes P. Diferenciação histopatológica e himunoistoquímica das alterações epiteliais no nódulo vocal em relação aos pólipos e ao edema de laringe. Rev Bras Otorrinolaringol. 2004;70(4):439-48.
12. Martins RH, Defaveri J, Domingues MAC, de Albuquerque E, Silva R, et al. Vocal fold nodules: morphological and immunohistochemical investigations. J Voice. 2010;24(5):531-9.
13. Chodara AM, Krausert CR, Jiang JJ. Kymographic characterization of vibration in human vocal folds with nodules and polyps. Laryngoscope. 2012;122:58-65.
14. Titze IR. Physiologic and acoustic differences between male and female voices. J Acoust Soc Am. 1989;85:1699-707.
15. Schneider B, Bigenzahn W. Influence of glottal closure configuration on vocal efficacy in young normal-speaking women. J Voice. 2003;17:468-80.
16. Thibeault SL, Gray SD, Li W, Ford CN, Smith ME, Davis RK. Genotypic and phenotypic expression of vocal fold polyps and Reinke's edema: a preliminary study. Ann Otol Rhinol Laryngol. 2002;111:302-9.
17. Karkos PD, McCormick M. The etiology of vocal fold nodules in adults. Curr Opin Otolaryngol Head Neck Surg. 2009;17:420-3.
18. Roy N, Bless DM, Heisey D. Personality and voice disorders: a multitrait-multidisorder analysis. J Voice. 2000;14(4):521-48.
19. Fisher HB, Logemann JA. Objective evaluation of therapy for vocal nodules: a case report. J Speech Hear Disord. 1970;35:277-85.
20. Hogikyan ND, Appel S, Guinn LW, Haxer MJ. Vocal fold nodules in adult singers: regional opinions about etiologic factors, career impact, and treatment. A survey of otolaryngologists, speech pathologists, and teachers of singers. J Voice. 1999;13:128-42.
21. Colton RH, Casper JK, Leonard R. Understanding voice problems: a physiological perspective for diagnosis and treatment. 3rd ed. Baltimore, MD: Lippincott Williams & Wilkins; 2006.
22. Mansuri B, Tohidast S, Soltaninejad N, Kamali M, Ghelichi L, Azimi H. Nonmedical treatments of vocal fold nodules: a systematic re- view. J Voice. 2017;32(5):609-20.
23. Behlau M. Voz: o livro do especialista. 2. ed. Rio de Janeiro: Revinter; 2008. v. I.
24. Sulica L, Behrman A. Management of benign vocal fold lesions: a survey of current opinion and practice. Ann Otol, Rhinol Laryngol. 2003;112:827-33.
25. Benninger MS. Microdissection or microspot CO2 laser for limited vocal fold benign lesions: a prospective randomized trial. Laryngoscope. 2000;110:1-17.
26. Leonard R, Kendall K. Phonoscopy: a valuable tool for otolaryngologists and speech-language pathologists in the management of dysphonic patients. Laryngoscope. 2001;111910:1760-6.

MICROCIRURGIA DO PÓLIPO VOCAL

Jorge Massaaki Ido Filho

Pólipos são lesões comuns de pregas vocais. Eles podem ter milímetros de extensão ou ocupar toda a glote. Podem ser único, múltiplos ou bilaterais.[1-3] Normalmente estão presentes na margem livre das pregas vocais.[4] É uma lesão benigna hiperplásica e bem definida, geralmente nos dois terços anteriores da prega vocal, podendo ser séssil ou pediculado e de coloração pálida ou avermelhada.[5,6] Geralmente aparecem na camada superficial da lâmina própria, com presença de vasos dilatados e tecido fibrótico.[7]

Histologicamente, os pólipos vocais apresentam edema de estroma com proliferação de fibroblastos, dilatação capilar e estroma hialino. O volume de edema varia entre os pólipos, mas está sempre presente. O pólipo gelatinoso ou edematoso é pálido e translúcido, mostrando um tecido conjuntivo frouxo, pobre em fibras. O epitélio geralmente mostra-se normal, por vezes adelgaçado e ocasionalmente ulcerado. O edema severo acompanhado por fibrina é um achado característico. O pólipo angiomatoso, hemangiomatoso ou teleangiectásico é avermelhado e vascularizado, com espaços sanguíneos cavernosos. Podem apresentar vascularização abundante visível ou um vaso maior que parece nutrir a lesão. Frequentemente observa-se sufusão hemorrágica no espaço de Reinke, de coloração vermelha viva ou acastanhada, associada a um fonotrauma recente. O epitélio escamoso de revestimento mostra-se usualmente normal, algumas vezes fino, podendo sofrer hiperplasia com uma camada de queratose na superfície. Então os patologistas podem confundir os pólipos com os nódulos vocais. Displasia e atipia são muito raras. Os pólipos são benignos e não têm qualquer tendência à malignidade[4,8] (Figs. 4-1 e 4-2).

Sua patogênese está relacionada com a vasodilatação submucosa da prega vocal, resultando em aumento da permeabilidade da parede vascular com edema predominantemente no terço anterior ou médio da prega vocal, onde a força mecânica de vibração é mais intensa. Esse exsudato rico em proteínas pode-se organizar e fibrosar ou entrar em degeneração hialina ou basófila. No caso dos pólipos angiomatosos, podem ocorrer hemorragias subepiteliais pequenas e focais, levando ao seu aspecto avermelhado característico.[5,6]

O principal fator etiológico do pólipo vocal é o fonotrauma, embora esteja associada a um evento agudo ou esforço vocal intenso.[4] Este trauma pode causar rompimento dos capilares, levando à hemorragia, à exsudação de fibrina e à proliferação de capilares.[4,9] Na maioria das vezes, a história clínica aponta disfonia a longo prazo, bem como presença de outros fatores irritativos como tabagismo, álcool, aspiração de substâncias químicas agressivas ou atividades respiratórias intensas, como tocar instrumentos de sopro.[10,4]

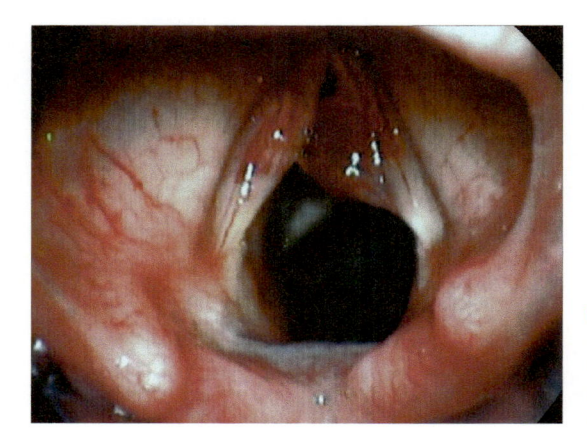

Fig. 4-1. Imagem de videolaringoscopia demonstrando pólipo angiomatoso unilateral, grande, séssil e unilobulado em prega vocal direitae vasculodisgenesia em prega vocal esquerda.

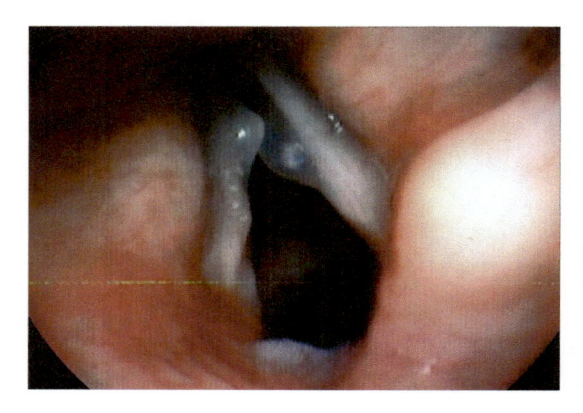

Fig. 4-2. Imagem de videolaringoscopia demonstrando pólipo gelatinoso bilateral, pequeno, séssil, bilobulado em terço anterior e posterior de prega vocal esquerda e média, séssil, unilobulado, em terço médio de prega vocal direita.

Diversos estudos associam as alterações estruturais mínimas da cobertura agregadas ao pólipo a uma elevada ocorrência de refluxo gastroesofágico, tabagismo e uso vocal incorreto, parecendo, o uso vocal incorreto, ser o principal fator etiológico dos pólipos vocais.[3,4,11]

O fonotrauma é muito frequente em nosso meio, mas os indivíduos apresentam diferentes respostas a esta agressão. Há pessoas que desenvolvem pólipos, outros nódulos e outros não apresentam o desenvolvimento de lesões nas pregas vocais após um fonotrauma. Fatores como a configuração glótica e a exposição a químicos e alérgenos já foram usados para explicar a formação de diferentes tipos de lesões fonotraumáticas.[12-14]

A frequência de ocorrência é maior no sexo masculino.[4] Estudos mais recentes discutem as diferentes quantidades de fibronectina e ácido hialurônico nas pregas vocais de homens e mulheres, o que também parece explicar o porquê da prevalência de nódulos no sexo feminino e de pólipos no sexo masculino.[13,14]

A faixa etária de maior incidência é de 21 a 60 anos,[4] sendo raramente encontrado em crianças.[15,16]

O diagnóstico é feito por história clínica, análise perceptiva e observação do sistema fonatório. Nessa última englobamos a avaliação da postura fonatória adotada, articulação e atitude. A laringoscopia se apresenta como exame que conclui o diagnóstico.[16]

O quadro clínico caracteriza-se por disfonia de início súbito relacionada com o uso vocal intenso, em geral bem definido e reconhecido pelo paciente. A disfonia é constante, podendo ter caráter de piora progressiva. A voz apresenta-se rouca, soprosa, às vezes pode ser áspera e, infrequentemente, diplofônica. As características da voz dependem do tamanho da lesão, que pode ser variável, e da intensidade do quadro inflamatório do espaço de Reinke e do grau de espessamento do epitélio de revestimento do pólipo.[16]

Os sinais estroboscópicos em pólipos mostram diferenças de fase entre duas pregas, especialmente onde a lesão está localizada. O pólipo vocal move-se com ligeiro atraso em relação à prega vocal em que se localiza, podendo interferir nos seus movimentos vibratórios, resultando em acentuada assimetria.[4,8] Mesmo nos casos de pólipo bilateral, a assimetria de vibração pode estar presente em decorrência de o tamanho das lesões ser, geralmente, assimétrico.[17,4] O fechamento glótico pode ser incompleto, irregular, com presença de fenda nas regiões anterior e/ou posterior do pólipo. A amplitude de vibração e a onda de mucosa encontram-se reduzidas ou ausentes na proximidade do pólipo.[4,8,18]

Alguns estudos indicam que lesões pequenas em não fumantes, existe a melhora com tratamento fonoterápico e higiene vocal muito satisfatória, evitando a operação.[10,11] Cohen também observou os benefícios da fonoterapia para pacientes com pequenos pólipos e de característica translúcida.[19]

A maioria dos estudos demonstra que os pólipos não melhoram com o tratamento clínico ou a fonoterapia. O tratamento do pólipo vocal é essencialmente cirúrgico. A complexidade e organização histológicas não favorecem sua reabsorção com tratamentos conservadores.[1,16] O fato de ter vascularização evidente mostra o grau de organização dessa afecção e, com isso, a ínfima possibilidade de regressão com a fonoterapia. Dentre os principais objetivos da microcirurgia seriam melhorar a função fonatória e estabelecer o diagnóstico anatomopatológico por biópsia.[6,20]

O pólipo é a mais frequente dentre as lesões das pregas vocais com indicação para microcirurgia de laringe.[1,21]

As lesões nodulares reacionais foram encontradas em 41,26% dos pacientes com pólipo angiomatosos e em 43,33% dos pacientes com pólipo gelatinoso.[1] No estudo de Eckley *et al.* 37% dos pacientes apresentavam lesões nodulares reacionais, confirmando a suspeita de que o impacto do pólipo na prega vocal sadia, a longo prazo, pode causar uma alteração da camada epitelial da prega vocal contralateral.[13,14]

A presença de alterações estruturais mínimas (AEM) ao pólipo angiomatoso ocorreu em 47,61% dos pacientes, e ao pólipo gelatinoso em 20%.[1] Segundo Sakae *et al*, em 23,5% dos pacientes o pólipo estava associado a AEM.

Das lesões estruturais mínimas, os sulcos foram as lesões mais frequentes (49,9%) nos pólipos angiomatosos. Já nos pólipos gelatinosos, a vasculodisgenesia foi predominante, representando 66,66% das AEM.[1] No estudo de Eckley *et al,* os sulcos foram as AEM mais frequentes (70%).

Foram observadas maiores vantagens do *laser* de CO_2 sobre a técnica a frio em relação à microprecisão e habilidade de fotocoagulação de pequenos vasos da superfície mucosa, fato particularmente importante no caso de pólipos angiomatosos.[20] No caso de lesões polipoides sésseis, o *laser* é útil na incisão e esvaziamento da mucosa. Além disso, ele está indicado no tratamento de pólipos vasculares e granulomas. O aperfeiçoamento do instrumental pode levar a resultados excelentes quando usado em lesões pequenas e pedunculadas, como os nódulos.[20,23]

Podemos utilizar para cirurgia de lesões polipoides, além do laser de CO_2, outros tipos de *laser*, como o DIODO *laser* e o KTP *laser*, além de outras tecnologias como o *coblation* e o microdesbridador.

Independentemente da técnica empregada, todos os laringologistas são unânimes em relação ao uso da fonoterapia e acompanhamento adequado pós-operatório como mandatório para o sucesso do tratamento.[6,11] Os pacientes submetidos à microcirurgia têm indicação de repouso vocal por 7 dias e, em seguida, devem iniciar tratamento fonoterápico. O retorno de uma voz adequada deve-se dar em 1 a 2 meses, na medida em que retornem a elasticidade, a flexibilidade e a vibração natural da prega vocal.[1,11]

MANEJO MICROCIRÚRGICO DO PÓLIPO VOCAL

A cirurgia endolaríngea é feita sob anestesia geral, com paciente na posição de decúbito dorsal, com flexão cervical e extensão da cabeça (posição de Boyce-Jackson), uso de microscópio cirúrgico com lente objetiva de 400 mm e uso de laringoscópio de suspensão rígido.[22] Inicia-se com a utilização de cotonoide embebido em solução de adrenalina 1:10.000 para controle da hemostasia.

Podemos dividir os pólipos em relação à implantação em pólipos pediculados e aqueles de base séssil.[1]

Os pólipos pediculados têm indicação da técnica de: preensão + remoção com microtesoura; esta técnica requer a fixação delicada do pólipo com pinça saca-bocado ou com a pinça de Bouchayer, de modo que, com a tração suave para o lado oposto, ele possa ser cortado na base e sempre paralelo à margem livre da prega vocal com uma microtesoura[1] (Vídeo 4-1).

Os pólipos de base séssil têm indicação da técnica de confecção de *microflap* medial com uso de microbisturi. Realização da cordotomia paralela à margem livre da prega vocal, uso de descolador para ampliação do *microflap* e posterior utilização de microtesoura para remoção do pólipo[1] (Vídeo 4-2).

Tomando-se sempre o cuidado para não lesionar as camadas mais profundas da prega vocal, especialmente o ligamento vocal. É importante, em todos os procedimentos microcirúrgicos, realizar a manobra de palpação com pinça jacaré delicada na prega vocal contra e também ipsilateral.

MICROCIRURGIA DO PÓLIPO VOCAL

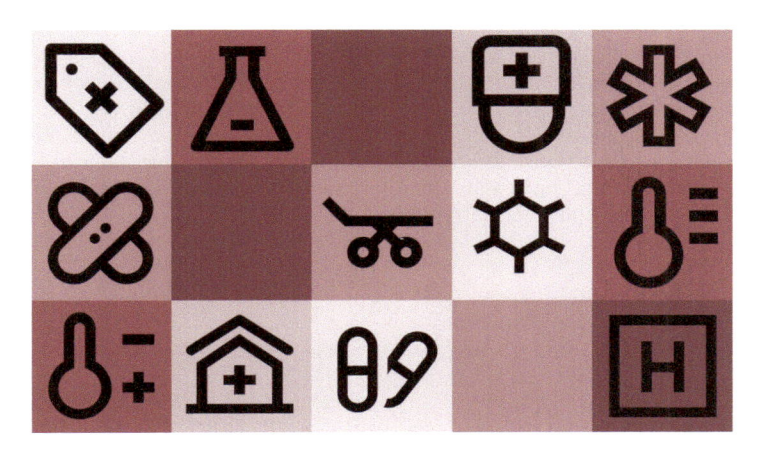

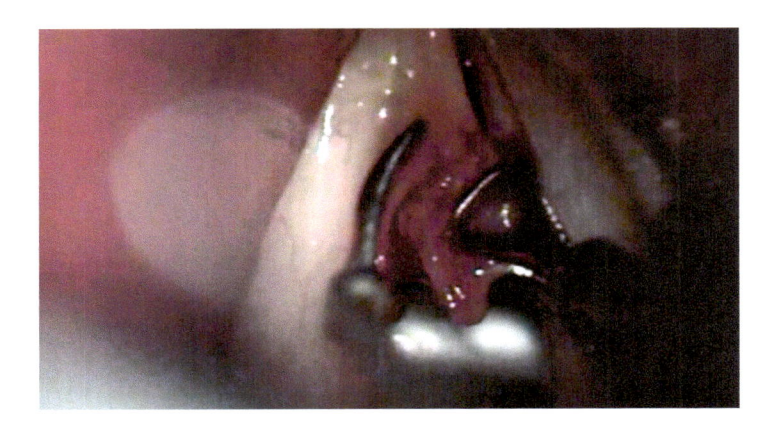

Pólipos são lesões comuns de pregas vocais. Eles podem ter milímetros de extensão ou ocupar toda a glote. Podem ser únicos, múltiplos ou bilaterais.[1-3] Normalmente estão presentes na margem livre das pregas vocais.[4] É uma lesão benigna hiperplásica e bem definida, geralmente nos dois terços anteriores da prega vocal, podendo ser séssil ou pediculado e de coloração pálida ou avermelhada.[5,6] Geralmente aparecem na camada superficial da lâmina própria, com presença de vasos dilatados e tecido fibrótico.[7]

Esta página tem conteúdo em Realidade aumentada.
Acesse o app IPO Microcirurgia de Laringe em Realidade Aumentada, clique em começar. Aponte a câmera do seu smartphone ou tablet para a imagem acima.

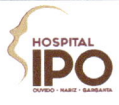

REFERÊNCIAS BIBLIOGRÁFICAS

1. Ido Filho JM, Carvalho B, Mizoguchi FM, Catani GSA, Macedo Filho ED, Malafaia O, et al. Characteristics of polypoid lesions in patients undergoing microsurgery of the larynx. Int Arch Otorhinolaryngol. 2013;17(03):279-84.
2. Steinberg BM, Abramson AL, Kahn LB, Hirschfield L, Freiberger I. Vocal Cord Polyps: Biochemical and histologic Evaluation. Laryngoscope. 1985;95:1327-31.
3. Sakae FA, Sasaki F, Sennes LU, Tsuji DH, Imamura R. Pólipos de pregas vocais e alterações estruturais mínimas: lesões associadas. Rev Bras Otorrinolarigol. 2004;70(6):743-8.
4. Cielo CA, Finger LS, Rosa JC, Brancalioni AR. Lesões organofuncionias do tipo nódulos, pólipos e edema de Reinke. CEFAC. 2011;13(4):735-48.
5. Zargi M, Kambic V, Radsel Z, Acko M. Vocal Cord polyps: incidence, histology and pathogenesis. J Laryngol Otol. 1981;95:609-18.
6. Cecatto SB, Costa KS, Garcia RID, Haddad L, Angélico FV, Rapoport P. Pólipos de pregas vocais: aspectos clínicos e cirúrgicos. Bras Otorrinolaringol. 2002;68(4).
7. Johns MM. Update on the etiology, diagnosis and treatment of vocal fold nodules, polyps, and cysts. Curr Opin Otolaryngol Head Neck Surg. 2003;11(6):456-61.
8. Wallis LJC, Holland W, Giraldo A. Vocal fold nodule vs. vocal fold polyp: Answer from surgical pathologist and voice pathologist point of view. J Voice. 2004;18(1):125-9.
9. Klein AM, Ehmann M, Hapner ER, Johns MM. Spontaneous resolution of hemorrhagic polyps of the true vocal fold. J Voice. 2009;23(1):132-5.
10. Yun YS, Kim MB, Son YI. The effect of vocal hygiene education for patients with vocal polyp. Otolaryngol. Head Neck Surg. 2007;137(4):569-75.
11. Macedo C, Macedo E, Malafaia O, Catani GS, Ido Filho JM, Stalhke H, et al. The role of speech therapy in patients who underwent laryngeal microsurgery due to phonotraumatic lesions and lesions unrelated to phonotrauma. Int Arch Otorhinolaryngol. 2014;18(02):132-5.
12. Apurva AT, Clark AR. Surgical treatment of benign vocal fold lesions. Curr Opin Otolaryngol Head Neck Surg. 2002;10:492-6.
13. Marcotullio D, Magliulo G, Pietrunti S, Suriano M. Exudative laryngela diseases of Reinde's space: a clinicohistopathological framing. J Otolaryngol. 2002;31:376-80.
14. Eckley CA, Swensson J, Duprat AC, Donati F, Costa HO. Incidência de alterações estruturais das pregas vocais associadas ao pólipo de prega vocal. Rev Bras Otorrinolaringol. 2008;74(4):508-11.
15. Bouchayer M, Cornut G. Microsurgical treatment of benign vocal fold lesions. Folia Phoniatr. 1992;44:155-84.
16. Sociedade Brasileira de Otorrinolaringologia (SBORL). Tratado de Otorrinolaringologia. São Paulo: Rocca; 2011.
17. Behlau M. Voz: o livro do especialista. 2. ed. Rio de Janeiro: Revinter; 2008. v. I.
18. Wang TG, Shau YW, Hsiao TY. Effects of surgery on the phonation threshold pressure in patients with vocal fold polyps. J Formos Med Assoc. 2010;109(1):62-8.
19. Cohen SM, Garret CG. Utility of voice therapy in the management of vocal fold polyps and cysts. Otolaryngol. Head Neck Surg. 2007;136(5):742-6.
20. Shapshay SM, Rebeiz EE, Bohigian RK, Hybels RL. Benign lesions of the larynx: should the laser be used? Laryngoscope. 1990;100:953-7.
21. Catani GSA, Carvalho B, Ido Filho JM, Macedo Filho ED, Pinto JSP, Malafaia O, et al. Proposed computerized protocol for eoidemiological study of patients undergoing microsurgery of the larynx. Int Arch Otorhinolaryngol. 2012;16(03):346-52.
22. Ballin AC, Macedo Filho ED, Sela GB, Catani GS, Ido Filho JM, Ballin CH, et al. Difficulty Systematized Evaluation of Vocal Folds Exposure in Microsurgery of the Larynx. Arq Int Otorrinolaringol. 2010;14(03):294-301.
23. Remacle M, Lawson G, Watelet JB. Carbon dioxide laser microsurgery of benign vocal fold lesions: indications, techniques, and results in 251 patients. Ann Otol Rhinol Laryngol. 1999;108:156-64.

MICROCIRURGIA DO EDEMA DE REINKE

CAPÍTULO 5

Maria Theresa Costa Ramos de Oliveira Patrial

Edema de Reinke é uma doença benigna das pregas vocais, também conhecida como cordite polipoide, laringite polipoide, degeneração polipoide e laringite crônica hipertrófica.[1]

Foi descrita pela primeira vez por Hajek, em 1891, mas foi Friedrich Berthold Reinke que a definiu nos anos de 1895 e 1897.[2]

Nos experimentos de Reinke, fluidos injetados na região subepitelial das pregas vocais permaneciam em um espaço depois denominado de espaço de Reinke. Os limites do espaço de Reinke são, superiormente, a camada superficial da lâmina própria, inferiormente, o ligamento vocal, anteriormente, o ligamento de Broyle e, posteriormente, a cartilagem aritenóidea.[3]

O espaço de Reinke é preenchido com tecido conjuntivo frouxo. No edema de Reinke há aumento da vascularização subepitelial, dilatação dos vasos e afinamento do endotélio, causando aumento da permeabilidade vascular. Isso gera uma exsudação de plasma e afrouxamento das junções intercelulares.[4]

Os componentes estruturais no edema de Reinke também ficam modificados, havendo um rearranjo das fibras de colágeno da lâmina própria, que ficam entrelaçados e fragmentados. As fibras de elastina também ficam desestruturadas e afastadas umas das outras. A fibronectina, uma glicoproteína precursora da deposição de colágeno, também está diminuída no edema de Reinke, podendo isso ser a causa da deformidade da prega vocal, característica da doença.

O edema de Reinke se desenvolve após lesão crônica às pregas vocais, que geram alterações fisiopatológicas já abordadas. O fator de risco mais importante é o tabagismo. Abuso vocal e refluxo laringofaríngeo também estão associados.[5-7]

Alguns autores também sugerem uma relação entre hipotireoidismo e edema de Reinke, mas com poucas comprovações.[8-10] Alguns estudos também foram inconclusivos em relação à associação de hormônios femininos[11] e à predisposição de desenvolver edema de Reinke. Também não há associação entre atopia e edema de Reinke.

Não há estudos que demonstrem que o edema de Reinke é, por si só, uma lesão com potencial maligno. Porém, como o tabagismo é um fator de risco tanto para carcinoma de laringe como para edema de Reinke, pode haver displasias associadas ao edema de Reinke.

A prevalência do edema de Reinke na população geral é menor que 1%. Não existem relatos sobre preferência étnica ou geográfica. A maioria dos estudos mostra uma incidência aumentada nas mulheres.[12]

A apresentação clínica depende do tamanho da lesão. Na maioria dos casos as lesões são bilaterais, frequentemente assimétricas.[13]

A queixa mais comum é disfonia. A mudança na frequência fundamental (F0) é o que leva à disfonia. Nas mulheres com edema de Reinke, a F0 costuma ser inferior a 130 Hz, e em homens inferior a 100 Hz.

Pacientes também podem apresentar dispneia, porém, é menos frequente. Lesões grandes, extensas, podem provocar obstrução de via aérea, principalmente se associadas a alterações na mobilidade das pregas vocais.[14]

Achados da estroboscopia mostram alterações nas propriedades viscoelásticas à camada superficial da lâmina própria. Frequentemente há um espessamento do espaço de Reinke, desencadeando o aumento da onda mucosa, aumento da amplitude e assimetria. Para verificar a extensão da lesão ao longo da prega vocal, recomenda-se fazer manobra de inspiração forçada.[15]

O edema de Reinke é uma lesão benigna, mas vale lembrar que por ser encontrada muito frequentemente em pacientes tabagistas, pode estar associada a lesões malignas ou pré-malignas. Por isso os pacientes portadores de edema de Reinke devem ser controlados e orientados a visitar periodicamente o consultório do laringologista. As Figuras 5-1 e 5-2 mostram os aspectos da lesão à laringoscopia indireta.

O tamanho da lesão pode ser graduado de acordo com a porcentagem de obstrução da via aérea em decorrência de edema, de acordo com a Tabela 5-1.[16]

O objetivo do tratamento é melhorar a disfonia. A primeira e principal estratégia é remover todos os fatores predisponentes. Os pacientes devem ser encorajados a cessar o tabagismo, iniciar fonoterapia e, se preciso iniciar tratamento antirrefluxo laringofaríngeo. Os estudos mostram que o afastamento dos fatores de risco pode diminuir a lesão, evitar a progressão da doença e melhorar a qualidade da voz, porém, vale lembrar que o tratamento inicial é limitado e não há normalização da prega vocal.[17,18]

O uso de beclometasona inalatória não se mostrou benéfico após 30 dias de tratamento.[19] Tateya *et al.* fizeram um estudo com injeções de triancinolona no espaço de Reinke, obtendo melhora leve da voz.[20]

Mais recentemente, o uso de injeção de hialuronidase no espaço de Reike foi estudado. As pesquisas iniciais tendem a mostrar que a hialuronidase pode diminuir o edema do espaço de Reinke e reduzir a formação de fibrose.[21]

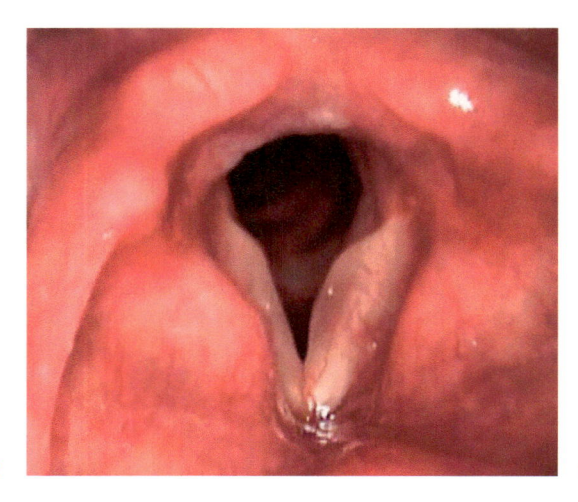

Fig. 5-1.

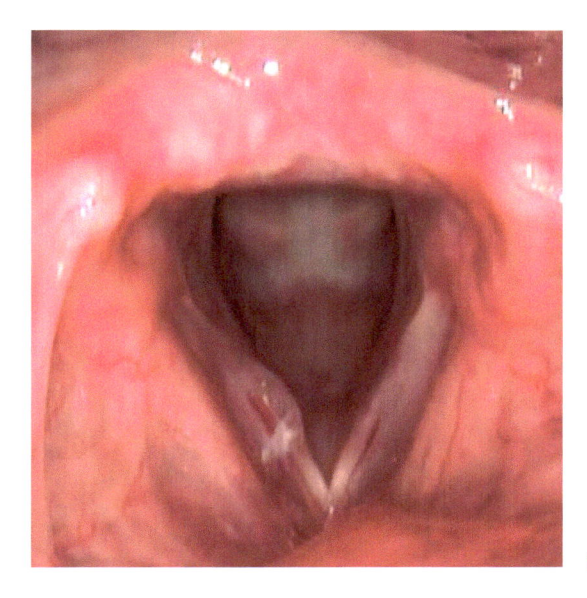

Fig. 5-2.

Tabela 5-1. Graduação do edema de Reinke

Graduação	Extensão
Grau 1	Degeneração mínima da prega vocal com até 25% de obstrução da fenda glótica
Grau 2	Lesão extensa polipoide, ocupando 25-50% da fenda glótica
Grau 3	Lesão polipoide mais extensa, ocupando 50-75% da fenda glótica
Grau 4	Lesão obstrutiva, independente da lateralidade, ocupando mais de 75% da fenda glótica

Em casos mais severos, com grande piora da qualidade vocal, mesmo após tratamento clínico e fonoterápico, ou se o paciente está com esforço respiratório, a cirurgia está fortemente indicada.

O principal objetivo da cirurgia é a melhora da qualidade da voz, com preservação máxima do arcabouço glótico epitelial. Por isso, preconiza-se uma remoção conservadora da lesão polipoide e da mucosa redundante, evitando fibrose e cicatrização extensa, o que poderia piorar a qualidade vocal.

A primeira cirurgia adotada para o tratamento do edema de Reinke foi a microcirurgia, realizada por laringoscopia direta de suspensão, com o *stripping* da prega vocal e decorticação, porém, essa técnica resultava em disfonia prolongada e risco de sinéquia da comissura anterior.[22]

Hoje em dia, na maioria dos serviços, dá-se preferência a técnicas de microcirurgia de laringe. Alguns cirurgiões utilizam também *laser* de dióxido de carbono (*laser* de CO_2) e microdesbridador, principalmente para o tratamento de lesões mais extensas, como o edema de Reinke graus 3 ou 4. O uso do *laser* de CO_2 acaba sendo muito discutido em decorrência de dano térmico que pode provocar na prega vocal, aumentando o risco de formação de maior fibrose. Nos últimos anos, o microdesbridador acabou ganhando a preferência de muitos cirurgiões por remover delicadamente a lesão fazendo um ajuste da pressão negativa de sucção, sendo menos invasivo e ajudando a preservar a lâmina própria.

Baseando-se na fisiopatologia do edema de Reinke, que envolve congestão vascular, o KPT (potássio-titânio-fosfato) *laser*, que age na oxi-hemoglobina, tem sido aplicado, podendo ser realizado ambulatoriamente, dentro do consultório, evitando-se anestesia geral.[24-28]

A primeira revisão sistemática que comparou os diferentes tratamentos para edema de Reinke foi realizada em 2019 e incluiu 10 artigos. Porém, não foi conclusiva quanto à eficácia dos tratamentos. Os autores justificam que houve número reduzido de artigos válidos, amostras pequenas e variação na avaliação vocal.[29]

Portanto, até o presente momento, não há na literatura um artigo que afirme qual tratamento é o mais eficaz para o edema de Reinke. Em nosso serviço damos preferência ao tratamento clínico associado, quando indicado, à microcirurgia de laringe com ressecção a frio, utilizando microinstrumental adequado. Essa técnica permite máxima preservação da mucosa e das estruturas da laringe. Para lesões polipoides extensas, lança-se mão, também, do microdesbridador.

Após a cirurgia recomenda-se ao paciente fazer repouso vocal por 7 dias. Após esse período o paciente deve iniciar exercícios de fonoterapia no intuito de reduzir o esforço vocal e a pressão subglótica, diminuindo o risco de recorrência da lesão.

Mesmo após o tratamento cirúrgico, a voz não normaliza completamente e o paciente persiste com alterações de onda mucosa vista por estroboscopia. Por isso os pacientes devem ser informados, antes da cirurgia, que a normalização da voz é rara. Após a cirurgia todos os pacientes devem ser encorajados a cessar definitivamente o tabagismo e manter tratamento e hábitos que controlem o refluxo laringofaríngeo.[30-32]

MANEJO MICROCIRÚRGICO DO EDEMA DE REINKE

Com laringoscopia de suspensão, é confecção de um microflap, um retalho microscópico realizado na borda epitelial da prega vocal. Essa técnica viabiliza a aspiração cuidadosa da matriz gelatinosa e, posteriormente, o reposicionamento do retalho. Em seguida, pode-se ressecar, se houver, o excesso de mucosa[23] (Vídeo 5-1).

MICROCIRURGIA DO EDEMA DE REINKE

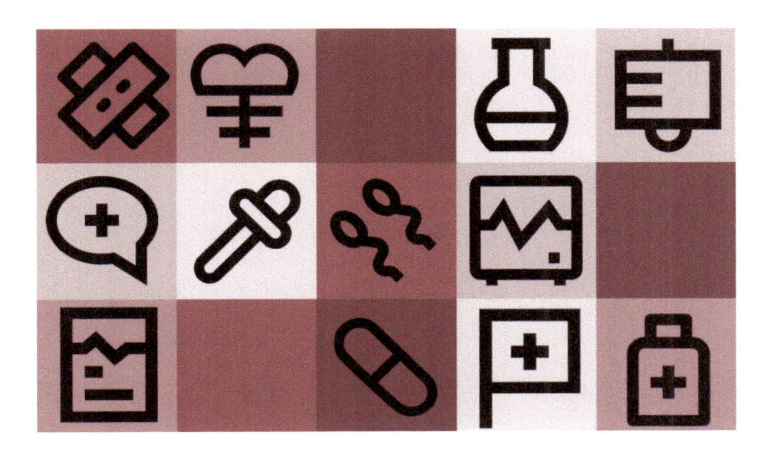

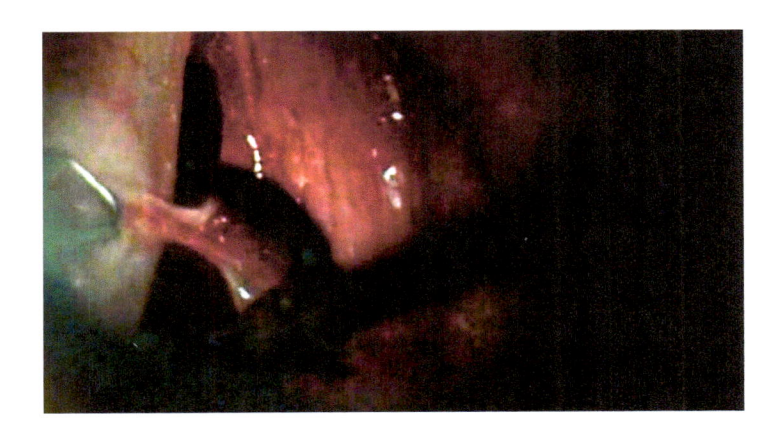

Edema de Reinke é uma doença benigna das pregas vocais, também conhecida como cordite polipoide, laringite polipoide, degeneração polipoide e laringite crônica hipertrófica.[1] Foi descrita pela primeira vez por Hajek, em 1891, mas foi Friedrich Berthold Reinke que a definiu nos anos de 1895 e 1897.[2]

*Esta página tem conteúdo em Realidade aumentada.
Acesse o app IPO Microcirurgia de Laringe em Realidade Aumentada, clique em começar. Aponte a câmera do seu smartphone ou tablet para a imagem acima.*

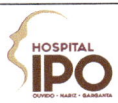

REFERÊNCIAS BIBLIOGRÁFICAS

1. Druck Sant'Anna G, Mauri M. Use of the microdebrider for Reinke's Edema Surgery. Laryngoscope. 2000;110(12):2114-6.
2. Tavaluc R, Tan-Geller M. Reinke's Edema. Otolaryngol Clin North Am. 2019;52(4):627-35.
3. Senior A. Friedrich Berthold Reinke (1862–1919): brilliant yet troubled anatomist of the vocal fold. J Laryngol Otol. 2015;129(11):1053-7.
4. Tillmann B, Rudert H, Schünke M, Werner JA. Morphological studies on the pathogenesis of Reinke's edema. Eur Arch Otorhinolaryngol. 1995;252(8):469-74.
5. Nielsen VM, Højslet PE, Karlsmose M. Surgical treatment of Reinke's edema (Long-term results). J Laryngol Otol. 1986;100(02):187-90.
6. Marcotullio D, Magliulo G, Pezone T. Reinke's edema and risk factors: clinical and histopathologic aspects. Am J Otolaryngol. 2002;23(2):81-4.
7. Chung JH, Tae K, Lee YS, Jeong JH, Cho SH, Kim KR, et al. The significance of laryngopharyngeal reflux in benign vocal mucosal lesions. Otolaryngol Head Neck Surg. 2009;141(3):369-73.
8. Tsikoudas A, Kochillas X, Vernham G. Reinke's edema, hormones and hormone replacement therapy. J Laryngol Otol. 2006;120(10):849-52.
9. Lindeberg H, Felding JU, SøGaard H, Illum P. Reinke's edema and thyroid function: a prospective study in 43 patients. Clin Otolaryngol. 1987;12(6):417-20.
10. White A, Sim DW, Maran AGD. Reinke's oedema and thyroid function. J Laryngol Otol. 1991;105(04):291-2.
11. Cohen E, Kolbus A, van Trotsenburg M, Rudas M, Horvat R, Schneider B. Immunohistochemical examinations of sex hormone receptors in benign vocal fold lesions. Folia Phoniatr Logop. 2009;61(5):259-62.
12. Hah JH, Sim S, An SY, Sung MW, Choi HG. Evaluation of the prevalence of and factors associated with laryngeal diseases among the general population: prevalence of Laryngeal Diseases. Laryngoscope. 2015;125(11):2536-42.
13. Goswami S, Patra TK. A Clinico-pathological study of Reinke's oedema. Indian J Otolaryngol Head Neck Surg. 2003;55(3):160-5.
14. Zeitels SM, Casiano RR, Gardner GM, Hogikyan ND, Koufman JA, Rosen CA, et al. Management of common voice problems: committee report. Otolaryngol Head Neck Surg. 2002;126(4):333-48.
15. Kothe C, Schade G, Fleischer S, Hess M. Forced inspiration: a laryngoscopy-based maneuver to assess the size of Reinke's edema. Laryngoscope. 2003;113(4):741-2.
16. Tan M, Bryson PC, Pitts C, Woo P, Benninger MS. Clinical grading of Reinke's edema. Laryngoscope. 2017;127(10):2310-3.
17. Lumpkin SM, Bishop SG, Bennett S. Comparison of surgical techniques in the treatment of laryngeal polypoid degeneration. Ann Otol Rhinol Laryngol. 1987;96(3 Pt 1):254-7.
18. Højslet PE, Moesgaard-Nielsen V, Karlsmose M. Smoking cessation in chronic Reinke's oedema. J Laryngol Otol. 1990;104(08):626-8.
19. Nielsen VM, Højslet PE. Topical treatment of Reinke's oedema with beclomethasone dipropionate (BDP) inhalation aerosol. J Laryngol Otol. 1987;101(09):921-4.
20. Tateya I, Omori K, Kojima H, Hirano S, Kaneko KI, Ito J. Steroid injection for Reinke's edema using fiberoptic laryngeal surgery. Acta Otolaryngol. 2003;123(3):417-20.
21. Woo P. Hyaluronidase injection in the vocal folds for vocal hemorrhage, Reinke edema, and hyaluronic acid over injection: a novel application in the larynx. J Voice. 2018;32(4):492-8.
22. Bastian RW. Benign vocal fold mucosal disorders. In: Cumming CW, Fredrickson JM, Harker LA, Krause CJ, Richardson MA, Schuller DE (Eds.). Otolaryngology head and neck surgery. 3rd ed. St Louis: Mosby; 1998. p. 2096-129.
23. Courey MS, Gardner GM, Stone RE, Ossoff RH. Endoscopic vocal fold microflap: a three-year experience. Ann Otol Rhinol Laryngol. 1995;104(4 Pt 1):267-73.
24. Pitman MJ, Lebowitz-Cooper A, Iacob C, Tan M. Effect of the 532nm pulsed KTP laser in the treatment of Reinke's edema: 532 nm pulsed KTP laser and Reinke's edema. Laryngoscope. 2012;122(12):2786-92.

25. Koszewski IJ, Hoffman MR, Young WG, Lai YT, Dailey SH. Office-based photoangiolytic laser treatment of Reinke's edema: safety and voice outcomes. Otolaryngol Head Neck Surg. 2015;152(6):1075-81.
26. Young VN, Mallur PS, Wong AW, Mandal R, Staltari GV, Gartner-Schmidt J, et al. Analysis of potassium titanyl phosphate laser settings and voice outcomes in the treatment of Reinke's edema. Ann Otol Rhinol Laryngol. 2015;124(3):216-20.
27. Hirano M, Shin T, Morio M, Kasuya T, Kobayashi S. An improvement in surgical treatment for polypoid vocal cord: sucking technique. Otolagia Fukuoka. 1976;(22):583-9.
28. Remacle M, Lawson G, Watelet J-B. Carbon dioxide laser microsurgery of benign vocal fold lesions: indications, techniques, and results in 251 patients. Ann Otol Rhinol Laryngol. 1999;108(2):156-64.
29. Khodeir MS, Hassan SM, El Shoubary AM, Saad MNA. Surgical and Nonsurgical Lines of Treatment of Reinke's Edema: A Systematic Literature Review. J Voice. 2019;S0892-1997(19)30344-3.
30. Murry T, Abitbol J, Hersan R. Quantitative assessment of voice quality following laser surgery for Reinke's edema. J Voice. 1999;13(2):257-64.
31. Honda K, Haji T, Maruyama H. Functional results of Reinke's edema surgery using a microdebrider. Ann Otol Rhinol Laryngol. 2010;119(1):32-6.
32. Martins RHG, Tavares ELM, Pessin ABB. Are vocal alterations caused by smoking in Reinke's edema in women entirely reversible after microsurgery and smoking cessation? J Voice. 2017;31(3):380.e11-14.

MICROCIRURGIA DAS ALTERAÇÕES ESTRUTURAIS MÍNIMAS (AEMs)

CAPÍTULO 6

Evaldo Dacheux de Macedo Filho

Este grupo de lesões laringológicas apresenta grande importância para a laringologia e a microcirurgia de laringe, pois desde a sua identificação como lesões das pregas vocais, no início sem uma verdadeira sistematização,[1] determinaram um verdadeiro impacto para toda a especialidade, decorrente de algumas características peculiares como: o comprometimento funcional à fonação, dificuldade diagnóstica e, ainda, ter proporcionado o desenvolvimento de novas técnicas microcirúrgicas que permitiram o acesso pleno ao interior das pregas vocais.

Segundo Behlau & Pontes,[2] as AEMs são classificadas em três categorias:

1. Assimetrias laríngeas;
2. Desvios de proporção glótica;
3. As alterações de cobertura das pregas vocais.

Neste capítulo concentrar-nos-emos nas alterações de cobertura das pregas vocais, que incluem um grupo de cinco lesões, sendo elas:

- Cistos intracordais;
- Vasculodisgenesias;
- Microdiafragma de comissura anterior;
- Sulcos vocais;
- Pontes de mucosa.

As lesões mais frequentemente diagnosticadas com indicação cirúrgica são os cistos intracordais (Fig. 6-1).

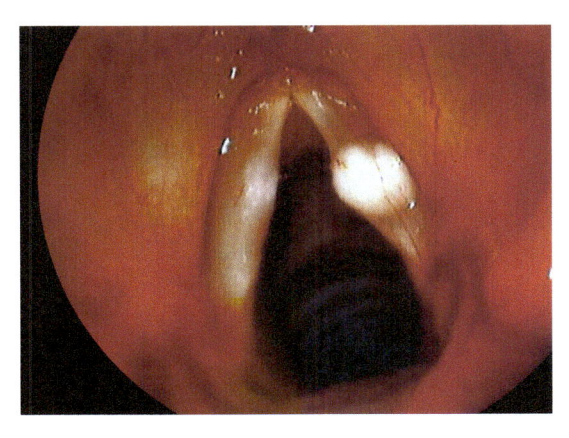

Fig. 6-1. Imagem de videolaringoscopia que demonstra cisto intracordal à direita, com leve reação à esquerda.

Este grupo de lesões notadamente tem a origem congênita como a mais aceita, no entanto, alguns pacientes parecem ter como relação causal outros determinantes, sendo eles: fatores traumáticos, reacionais e mesmo cicatriciais. Por vezes é indistinta esta afirmação, visto que terá pouco impacto nas condutas a serem programadas.

É necessário ter uma visão dimensional da histologia das camadas de cobertura das pregas vocais, para se entender o impacto que estas lesões determinam na fonação.

Como este grupo de lesões é parte das alterações de cobertura das pregas vocais, trazem, portanto, consequências funcionais importantes para a produção da voz, pois a qualidade da vibração das pregas vocais e controle de fluxo aéreo ficam comprometidos de maneira determinante, principalmente quando relacionado com lesões que envolvem os aspectos mais internos das camadas da lâmina própria, notadamente a camada intermediária, que contém, majoritariamente, as fibras do ligamento vocal.

A localização das AEMs nas pregas vocais é variável e, portanto, dependendo da cada lesão teremos o comprometimento dos aspectos mais superficiais ou profundos das camadas de cobertura. Um exemplo clássico é o do microdiafragma congênito. Trata-se de lesão superficial, localizada na porção mais anterior da comissura anterior, com espessura tênue e delicada, contrastando com as membranas congênitas da laringe, que são mais espessas e podem-se entender, em alguns casos, por toda a borda livre. O microdiafragma, assim, é uma lesão que forma pequena conexão entre as camadas epiteliais da cobertura de ambas as pregas vocais, não se estendendo internamente na lâmina própria (Fig. 6-2).

As vasculodisgenesias são pequenos ou microscópicos vasos sanguíneos que circulam entre as camadas de cobertura de forma errática, podendo-se localizar desde as camadas mais profundas até as mais superficiais e mesmo sobre o epitélio das pregas vocais (Fig. 6-3). Apresentam-se de forma variável, como pequenas lesões puntiformes ou lesões transversais à borda superior das pregas vocais, podendo ser únicas ou em novelos vasculares, concentrados mais frequentemente nos terços médios das pregas vocais. Estas lesões podem ser achados únicos ou frequentemente associados a outras AEMs, principalmente os cistos intracordais. Nestes casos associados, as vasculodisgenesias são consideradas satélites às lesões mais internas, ou ainda servem como marcadores da localização de lesões internas não bem identificadas ao exame endoscópico, mesmos com análise estroboscópica.

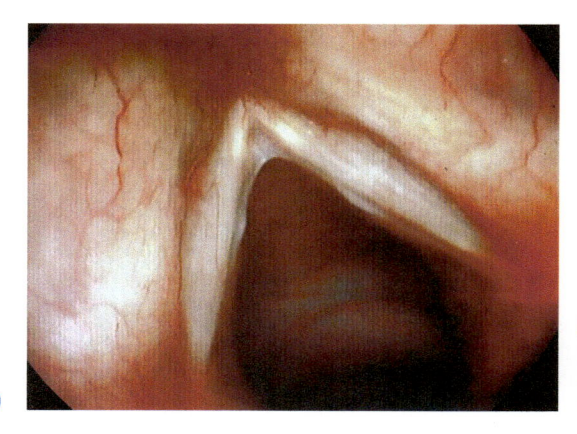

Fig. 6-2. Imagem de videolaringoscopia que demonstra microdiafragma de comissura anterior associado à nódulo bilateral em terço médio-anterior de pregas vocais.

MICROCIRURGIA DAS ALTERAÇÕES ESTRUTURAIS MÍNIMAS (AEMs)

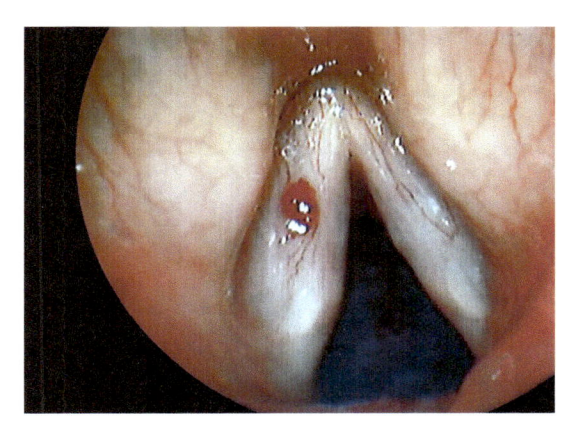

Fig. 6-3. Imagem de videolaringoscopia que demonstra vasculodisgenesia em novelo localizada em terço médio de face superior de prega vocal esquerda.

Como estas lesões podem-se modificar com o passar do tempo, impõem-se que fatores traumáticos ou reacionais estimulem o crescimento e diferenciação destas lesões vasculares. A presença das vasculodisgenesias podem, ainda, causar lesões contralaterais como formações nodulares e apresentam frequente risco de sangramento local, com a produção de hematomas submucosos, notadamente observáveis na população de profissionais da voz.

Os cistos intracordais são como o próprio nome refere, formações císticas, e são, na sua origem, diferentes dos cistos de retenção, que são formados pela obstrução de pequenas glândulas mucinosas, notadamente localizadas nos limites da prega vocal com o ventrículo laríngeo, que crescem de forma gradativa e migram para os aspectos intermédios e superficiais da lâmina própria. Internamente retêm um conteúdo líquido espesso branco-amarelado resultante da exsudação interna destas glândulas mucinosas obstruídas, podendo assim apresentar tamanhos diferenciados e maiores quando comparados aos cistos intracordais, que compõem a classificação das AEMs.

Estes cistos intracordais de origem congênita são causados pela invaginação da camada epitelial da lâmina própria, em fase embrionária, podendo quedar-se isolados nas camadas mais internas ou, ainda, apresentarem contato com o epitélio ou a luz glótica. São lesões geralmente menores que os cistos de retenção. Podem cursar na sua evolução com aumento de seu volume, migração ou, ainda, rompimento de uma de suas paredes com abertura espontânea na borda livre. Assim diferenciamos estes cistos em abertos ou fechados. Os cistos abertos podem sofrer contaminação do meio externo e determinar o processo inflamatório que compromete localmente ou toda a extensão da prega vocal, produzindo a monocordite. Todos os casos que apresentam como primeiro diagnóstico uma monocordite deverão ser investigados para a presença de lesão estrutural interna, notadamente os cistos intracordais.

Em razão da localização estrutural dos cistos nas camadas internas da lâmina própria, o comprometimento da fisiologia geralmente é marcante, pois altera a pliabilidade da vibração das pregas vocais com redução da amplitude de onda mucosa, assimetria vibracional e aparecimento de fendas glóticas patológicas. Quando referimos assimetria, estamos considerando que a maioria destas lesões é unilateral. Mesmos nos casos com lesões bilaterais, a maioria das lesões císticas intracordais é diferente em tamanho e mesmo em localização.

Os sulcos vocais são lesões desafiadoras. As primeiras referências na literatura médica otorrinolaringológica são de Bouchayer et al.[1,3] Estes autores descrevem estas lesões como depressões nas bordas livres das pregas vocais, sendo as lesões mais profundas chamadas de *vergetures* (Fig. 6-4). Avaliaram seus aspectos diagnósticos e propuseram formas inovadoras para o manejo cirúrgico de lesões até então desconhecidas da maioria dos especialistas. Ford et al[4] propõem classificação de três graus conforme a profundidade dos sulcos, desde o GRAU I, que compromete a camada epitelial apenas, até o GRAU III, em que a depressão do sulco alcança o ligamento vocal. Behlau & Pontes[2] sistematizam os sulcos como parte das AEMs, dando uma visão mais abrangente ao conjunto destas lesões internas e ainda propondo condições como o sulco em bolsa e, ainda, sulco oculto. Pérouse & Coulambeau, em 2005,[5] descrevem que os sulcos são parte de um desarranjo estrutural interno, para os quais também descrevem diferentes graus, sendo, nos casos mais severos, uma verdadeira indistinção das camadas da lâmina própria.

São as lesões estruturais mínimas que trazem maior disfuncionalidade à fonação em razão do comprometimento variável de sua profundidade, aderência, em muitos casos, do epitélio às camadas internas da lâmina própria, como demonstrado em trabalho com microscopia eletrônica de Sato & Hirano,[6] que limita sobremaneira a função do vibrador de dupla camada. O alto grau de tensão decorrente da aderência das camadas produz elevação da frequência fundamental (*pitch*), arqueamento das pregas vocais com consequente aparecimento da fenda fusiforme de graus variados e reduzido controle do tempo máximo fonatório. Podem ser uni ou bilaterais.

A menor ponte de mucosa é a AEM, menos frequente e de mais difícil diagnóstico por exame videolaringoestroboscópico, com impacto variável na fonação, em geral de menos gravidade. É formado pela incompletude embriológica no fechamento das camadas de cobertura das pregas vocais, podendo se relacionar com formações císticas rompidas. Esta estrutura comporta-se como um retalho de mucosa na borda livre, frequentemente associada aos sulcos vocais, principalmente em sua base (Fig. 6-5). Como mantêm-se soltas nas bordas livres, em geral quando não associada a outras AEMs, apresentam padrão vibratório próximo da normalidade, nem sempre requerendo tratamento microcirúrgico.

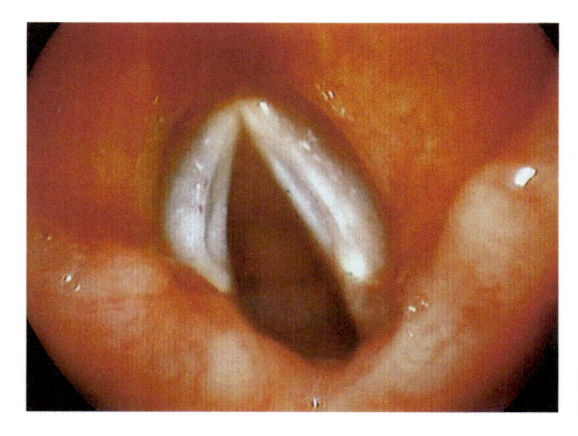

Fig. 6-4. Imagem de videolaringoscopia que demonstra sulco bilateral.

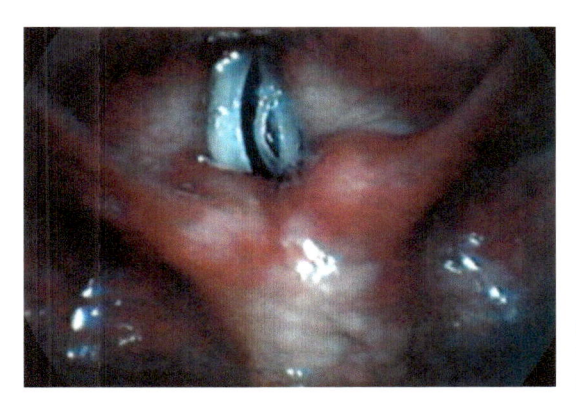

Fig. 6-5. Imagem de videolaringoestroboscopia que demonstra ponte mucosa em prega vocal direita.

MANEJO MICROCIRÚRGICO DAS AEMs

Os conceitos anteriormente descritos visam orientar o manejo cirúrgico destas lesões peculiares. As condutas microcirúrgicas propostas para estas lesões quase sempre exigirão acesso à lâmina própria, requerendo instrumentação cuidadosa para que se limite a retirada de lesões internas como as vasculodisgenesias e cistos intracordais com preservação das camadas internas ou do próprio revestimento epitelial ou, ainda, rearranjo estrutural, como nos casos dos sulcos vocais.

Inúmeras técnicas estão descritas por diferentes autores.[3,7] Apresentaremos aqui, de maneira holística, conceito e aplicação prática do que se faz, cirurgicamente, com mais frequência das AEM (Vídeo 6-1).

Note-se ainda que novas tecnologias microcirúrgicas com a utilização de *laser* em suas diferentes disponibilidades ou materiais de microdesbridamento com *shavers*, neste casos de AEM, são raramente indicados, a não ser em casos selecionados de vasculodisgenesias que se podem aplicar, além da exérese propriamente do vaso com microagulhas ou ganchos, o uso de microcauterização com *laser* ou microcautério de alta frequência. A razão desta baixa utilização destes materiais é sua não necessidade frente à microcirurgia a frio (micropinças) e ao maior dano térmico às camadas internas das pregas vocais.

Para a exérese do cisto intracordal iniciamos a microcirurgia com a utilização de cotonoide de adrenalina para pré-controle do sangramento local, principalmente nos casos associados às vasculodisgenesias (Vídeo 6-2). Realizamos prévia palpação da prega vocal para notar grau de rigidez e rotação da prega vocal para avaliarmos a estrutura de maneira tridimensional. Iniciamos o acesso interno com cordotomia superior, paralela à borda livre, dependendo da localização da lesão, mais próxima à borda livre ou mais no terço médio da borda superior. Acesso à camada superficial da lâmina própria, descolamento das camadas para definição de toda a lesão cística e continuidade de uso de descolador com ponta curva virada ao interior da prega vocal. Procura-se, assim, descolar a lesão por inteiro das porções lateral (ligamento), medial (epitélio) e inferior, para posterior exérese. Por vezes estas lesões mantêm-se aderidas às porções anteriores e posteriores da prega vocal, como inserções de fusos. Neste momento realizamos secção com microtesoura destes fusos, o que facilita a retirada total da lesão que pode ocorrer com os decoladores ou pinça Saito, conforme a necessidade ou a facilidade. É importante alertar que a camada epitelial deve manter-se íntegra. Segue-se a minuciosa inspecção do leito da prega vocal operada para observância de sua total limpeza, não restando retalhos ou partes da lesão operada, o que pode favorecer recidiva local ou mesmo casos de monocordite. A hemostasia com cotonoides ocorre durante todo o ato microcirúrgico e, em especial, ao final, após aposição das bordas abertas na face superior da prega vocal, para fechamento da cordotomia. A utilização de cola biológica local facilita este trabalho de aposição e fechamento das camadas epitelial e superficial da lâmina própria.

No sulco vocal encontramos muitas referências de inúmeras técnicas cirúrgicas. Esta constatação demonstra o desafio de operarmos estas lesões. Descreveremos abaixo como realizamos a técnica nominada de secção interna do ligamento vocal.[8] Esta técnica é evolução de outras previamente descritas, mas trazendo como novidade um manejo cuidadoso interno do ligamento vocal, preservando-se, sobretudo, a camada epitelial. Nesta técnica visamos à redução da tensão interna decorrente do arqueamento causado pela perda de diferenciação do ligamento vocal e/ou contato entre o ligamento vocal e o epitélio, como observado nos casos mais profundos, e ainda manter preenchidas as camadas internas da lâmina própria (Vídeo 6-3).

Iniciamos a microcirurgia com pré-hemostasia e controle de vasculodisgenesias quando presentes, como já referido. A cordotomia superior deve ser paralela à borda livre, o mais medial possível. Neste momento, ao acessarmos a camada superficial da lâmina própria (espaço de Reinke), teremos a impressão do grau de diferenciação e integridade anatômica do ligamento vocal, conforme observou Pérouse & Coulambeau.[5] Seguimos com um descolamento do epitélio da borda livre nas suas porções livre e inferior, bem distais. O grau de retração e aderência epitelial pode dificultar esta ação, porém, não impossível ser totalmente realizada. Depois acessamos lateralmente os limites entre o ligamento vocal e o músculo vocal, para assim expormos completamente o ligamento vocal. Neste ponto a proximidade dos feixes musculares pode causar sangramento local, que deve ser totalmente controlado antes de seguir as demais etapas. Quando o ligamento não é bem distinto, esta manobra de descolamento medial (epitélio) e lateral (músculo) praticamente cria um neoligamento vocal.

Com a exposição do ligamento vocal e na dependência de sua extensão, mais do que sua largura, praticamos com microtesouras duas a quatro incisões transversais no ligamento vocal, em toda a sua profundidade. Observa-se imediata perda da tensão com a separação das áreas seccionadas, que dão origem a fragmentos de ligamento ainda aderidos aos planos profundos, estáveis e sustentados, que funcionam com autoimplantes para manter o desenho estrutural interno após as secções. Assim, consegue-se reduzir a tensão da prega vocal afetada pelo sulco e a manutenção da camada epitelial, para que se possa restabelecer, assim, a função vibratória de forma parcial ou completa.

Esta técnica microcirúrgica da secção interna do ligamento vocal não é uma panaceia, mais é uma opção microcirúrgica factível para laringologistas experimentados, com menor dano estrutural que outras técnicas e sem a necessidade de intervenções cirúrgicas associadas para confecção de implantes.

As AEMs são lesões frequentes em nosso dia a dia da laringologia[9,10] e representam um grande número de nosso volume cirúrgico, com grande impacto à vida das pessoas em relação à sua qualidade de comunicação fonatória, por isso a nossa responsabilidade para o melhor e mais seguro manejo microcirúrgico possível. A reabilitação fonoaudiológica[11] no pós-operatório das microcirurgias de laringe por AEM é mandatória e deve ser intensiva para a recuperação da fisiologia laríngea, sobretudo da recuperação vibratória das pregas vocais, controle e fechamento das fendas glóticas e redução da tensão musculoesquelética.

As AEMs e o desenvolvimento de suas técnicas operatórias permitiram a evolução de um refinamento microcirúrgico com grande impacto na evolução e aperfeiçoamento da moderna microcirurgia de laringe como um todo.

MICROCIRURGIA DAS ALTERAÇÕES ESTRUTURAIS MÍNIMAS (AEMs)

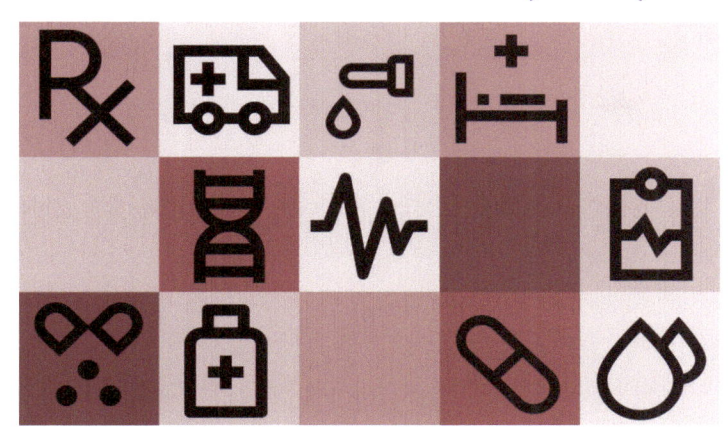

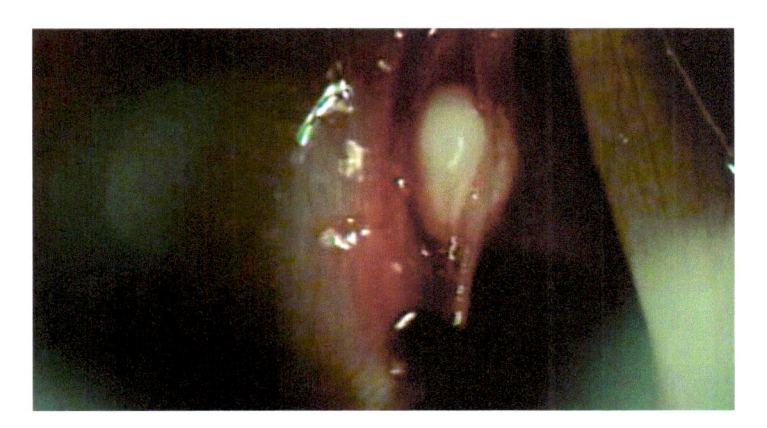

Este grupo de lesões laringológicas apresenta grande importância para a laringologia e a microcirurgia de laringe, pois desde a sua identificação como lesões das pregas vocais, no início sem uma verdadeira sistematização,[1] determinou um verdadeiro impacto para toda a especialidade, decorrente de algumas características peculiares como: comprometimento funcional à fonação, dificuldade diagnóstica e, ainda, ter proporcionado o desenvolvimento de novas técnicas microcirúrgicas que permitiram o acesso pleno ao interior das pregas vocais.

Esta página tem conteúdo em Realidade aumentada.
Acesse o app IPO Microcirurgia de Laringe em Realidade Aumentada, clique em começar. Aponte a câmera do seu smartphone ou tablet para a imagem acima.

REFERÊNCIAS BIBLIOGRÁFICAS

1. Bouchayer M, Cornut G, Loire R, Roch LB, Witzig E, Bastian RW. Epidermoid cysts, sulci, and mucosal bridges of the true vocal cord: a report of 157 cases. Laryngoscope. 1985;95(9 Pt 1):1087-94.
2. Behlau M, Pontes P. Avaliação e tratamento das disfonias. São Paulo: Editora Lovise; 1995. p. 218-25.
3. Bouchayer M, Cornut G. Microsurgery for benign lesions of vocal folds. Ear Nose Throat J. 1988;67(6):446-66.
4. Ford CN, Inagi K, Khidrir A, Bless DM, Gilchrist KW. Sulcus vocalis: a rational analytical approach to diagnosis and management. Ann Otol Rhinol Laryngol. 1996;105(3):189-200.
5. Pérouse R, Coulambeau B. Ces lesions des cordes vocals baptisées vergetures: considerations anatomo-cliniques. Rev Laryngol Otol Rinol (Bord). 2005;126(5):301-4.
6. Sato K, Hirano M. Electron microscopic investigation of sulcus vocalis. Ann Otol Rhinol Laryngol. 1998;107:56-60
7. Bastian RW. Vocal fold microsurgeries in singers. J Voice 1996;10(4):389-404.
8. Macedo ED, Caldart A, Macedo CAC, Pletch F, Mocellin M. Secção interna do ligamento vocal: uma nova técnica para tratamento do sulco vocal. Int Arch Otorhinolaryngol. 2007;11:234-9.
9. Macedo ED. Videolaryngoestroboscopy for pre-admissional examination of school teachers. In: The Voice Foundation Abstract Booklet-25 Annual Symposium, Philadelphia; 1996.
10. Catani GSA, Carvalho B, Ido Filho JM, Macedo ED, Pinto JSM, Malafaia O, et al. Proposed computadorized protocol for epidemiological study of patients undergoing microsurgey of larynx. Int Arch Otorhinolaryngol. 2012;16(3):346-52.
11. Macedo CAC, Macedo ED, Malafaia O, Catani GSA, Ido Filho JM, Stahke Jr J. The role of speech therapy in patient who underwent laryngeal microsurgery due to phonotraumatic lesions and lesions unrelated to phonotrauma. Int Arch Otorhinolaryngol. 2014;18:132-5.

MICROCIRURGIA DO GRANULOMA LARÍNGEO

CAPÍTULO 7

Caroline Fernandes Rímoli

Os granulomas laríngeos são lesões benignas, não neoplásicas, que se desenvolvem no terço posterior das pregas vocais, no processo vocal ou na região aritenóidea. Podem ser sésseis ou pediculados, uni ou bilaterais. Eles representam um processo inflamatório reativo e de reparação da mucosa local, secundários à lesão, ulceração e exposição do pericôndrio da cartilagem aritenóidea. São mais comuns no sexo masculino, com preponderância entre a quarta e a quinta décadas de vida e podem apresentar diversas recidivas.[1-5]

Apesar do nome granuloma, a lesão não é um processo granulomatoso verdadeiro, no sentido histopatológico, mas um processo inflamatório reativo e reparador, em que o epitélio escamoso apresenta-se intacto ou ulcerado, com hiperplasia de grau leve. Na lâmina própria, achados frequentes incluem edema, infiltrado inflamatório de polimorfonucleares e linfócitos, e aumento do número de vasos. Na ultraestrutura observam-se junções epiteliais ocupadas por material amorfo, distanciando as células e os desmossomos.[4]

A etiologia dos granulomas laríngeos é multifatorial; abuso vocal (33%), refluxo gastroesofágico (30%) e entubação endotraqueal (23%) são as causas mais comumente envolvidas.[2,5,6] A denominação de granuloma de contato é reservada aos dois primeiros fatores.[7-9] A tosse crônica é outra possível causa do granuloma laríngeo. Quando a etiologia não pode ser determinada, os granulomas são denominados idiopáticos.

Os sintomas variam de acordo com o tamanho e a localização da lesão. Pode-se apresentar rouquidão, tosse, sensação de corpo estranho, dispneia e até estridor quando ocorre obstrução da via aérea.

O diagnóstico do granuloma laríngeo é feito pela história clínica e pelo exame videolaringoscópico, em que a lesão se apresenta arredondada, de superfície lisa, tamanho variado, com coloração esbranquiçada, rósea ou vinhosa, podendo ser uni ou bilateral, como já mencionado (Fig. 7-1).

Os tratamentos dos granulomas dependem diretamente de sua etiologia. Os granulomas resultantes do abuso vocal e fonotraumatismo são frequentes em profissionais da voz e o tratamento é voltado à reeducação vocal. O abuso vocal produz atrito e impacto entre os processos vocais durante a fonação, causando ulceração da mucosa laríngea e da cobertura da cartilagem adjacente, fenômeno que se acentua com a emissão vocal em elevada intensidade e com tensão.[10] Nos granulomas de contato por abuso vocal, alguns autores têm demonstrado sucesso com aplicação de toxina botulínica, em até 77% dos casos, associada à terapia vocal.[9]

Os granulomas secundários à doença do refluxo gastroesofágico correspondem à resposta inflamatória da mucosa decorrente da ação irritativa direta do conteúdo gástrico. As mucosas da faringe e da laringe ficam expostas ao conteúdo ácido e de pepsina provenientes do estômago, além de bile e enzimas pancreáticas. Esses agentes nocivos às

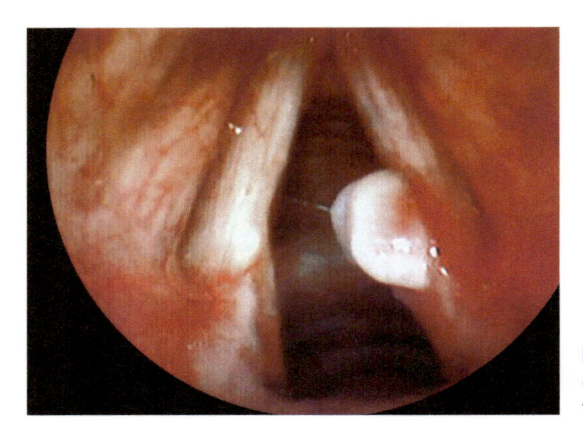

Fig. 7-1. Imagem de videolaringoscopia que demonstra grande granuloma séssil em terço posterior de prega vocal direita.

mucosas causam inflamação, edema, ulceração e granuloma. Nesses pacientes a história clínica confirma os episódios de refluxo, na maioria dos casos, e esses sintomas podem coexistir com rouquidão, tosse, pigarro e globus. Achados laringoscópicos frequentes são hipertrofia da mucosa da glote posterior, granulomas e edema de pregas vocais.[11] Nos granulomas das laringites ácidas há evidente melhora dos sintomas e regressão das lesões com o tratamento dietético associado aos inibidores de bomba de prótons, como demonstrado por diversos autores.[12,13]

MANEJO MICROCIRÚRGICO DO GRANULOMA LARÍNGEO

Os tratamentos preconizados para os granulomas de entubação, por sua vez, incluem orientação vocal, medicamentos antirrefluxo, remoção cirúrgica da lesão, aplicação de toxina botulínica, sulfato de zinco, mitomicina C, uso de corticoides intralesionais ou inalatórios, e até mesmo radioterapia em baixas doses. Em uma recente revisão sistemática com metanálise proporcional, observou-se que não há evidências de alta qualidade que provem a eficácia de qualquer tratamento para granulomas laríngeos resultantes da entubação endotraqueal.[5] Em pacientes entubados a cânula se posiciona na região posterior da glote, entre os processos vocais das cartilagens aritenóideas, podendo causar escarificação da mucosa local e granulomas. O quadro se agrava quando são utilizados tubos de maior diâmetro, quando os pacientes se encontram em níveis superficiais de sedação, ou quando a entubação é traumática e o período de entubação se estende acima de 10 dias.[14]

Considera-se uma lesão cirúrgica quando não houve sucesso no tratamento clínico inicial (Vídeo 7-1). Em nosso serviço a remoção cirúrgica é feita com a técnica de microcirurgia de laringe tradicional a frio. O tubo é posicionado acima do laringoscópio de suspensão. Com visualização microscópica, a lesão é removida com o auxílio de uma pinça saca-bocado ou com Bouchayer e tesoura, dependendo de sua implantação, se séssil ou pediculada. Os remanescentes de mucosa, se houver, podem ser removidos com a pinça Saito. Após a exérese da lesão e hemostasia com algodão embebido em adrenalina é feita a aplicação de dexametasona intralesional e, ainda, são aplicadas de seis a oito unidades de toxina botulínica no músculo vocal ipsilateral. Os pacientes são recomendados a manter o tratamento antirrefluxo após a cirurgia, assim como suas orientações dietéticas, e evitar falar por cerca de 72 horas.

MICROCIRURGIA DO GRANULOMA LARÍNGEO

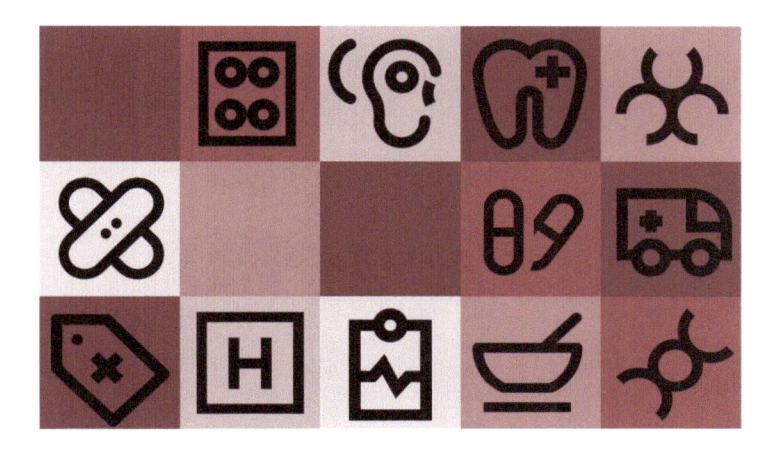

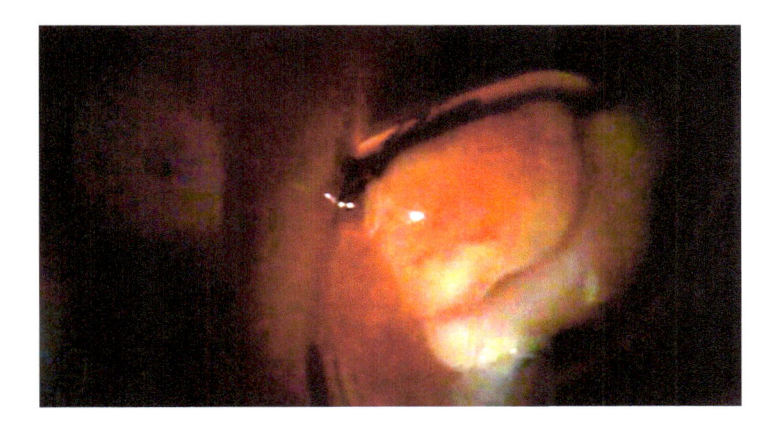

Os granulomas laríngeos são lesões benignas, não neoplásicas, que se desenvolvem no terço posterior das pregas vocais, no processo vocal ou na região aritenóidea. Podem ser sésseis ou pediculados, uni ou bilaterais. Eles representam um processo inflamatório reativo e de reparação da mucosa local, secundários à lesão, ulceração e exposição do pericôndrio da cartilagem aritenóidea. São mais comuns no sexo masculino, com preponderância entre a quarta e a quinta década de vida e podem apresentar diversas recidivas.

Esta página tem conteúdo em Realidade aumentada. Acesse o app IPO Microcirurgia de Laringe em Realidade Aumentada, clique em começar. Aponte a câmera do seu smartphone ou tablet para a imagem acima.

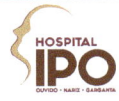

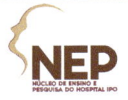

REFERÊNCIAS BIBLIOGRÁFICAS
1. Pinto JA, Simon SP, Silva Junior SN. Granulomas inespecíficos da laringe. Braz J Otorhinolaryngol. 1993;59(4):253-6.
2. de Lima Pontes PAL, De Biase NG, Gadelha MC. Clinical evolution of laryngeal granulomas: treatment and prognosis. Laryngoscope. 1999;102(2 Pt 1):289-94.
3. Pham J, Yin S, Morgan M, Stucker F, Nathan CO. Botulinum toxin: helpful adjunct to early resolution of laryngeal granulomas. J Laryngol Otol. 2004;118(10):781-5.
4. Martins RHG, Dias NH, Santos DC, Fabro AT, Braz JRC. Aspectos clínicos, histológicos e de microscopia eletrônica dos granulomas de intubação das pregas vocais. Braz J Otorhinolaryngol. 2009;75(1):116-22.
5. Rimoli CF, Martins RHG, Catâneo DC, Imamura R, Catâneo AJM. Treatment of post-intubation laryngeal granulomas: systematic review and proportional meta-analysis. Braz J Otorhinolaryngol. 2018;84(6):781-9.
6. Martins RH, Braz JR, Dias NH, Castilho EC, Braz LG, Navarro LH. Rouquidão após intubação traqueal. Rev Bras Anestesiol. 2006;56(2):189-99.
7. Yilmaz T, Süslü N, Atay G, Özer S, Günaydin RÖ, Bajin MD. Recurrent contact granuloma: experience with excision and botulinum toxin injection. JAMA Otolaryngol Head Neck Surg. 2013;139(6):579-83.
8. Zhang J, Tang S, Tang Y. The clinical analysis and treatment of contact granuloma of larynx. J Clin Otolaryngol Head Neck Surg. 2014;28(6):416-8.
9. Yılmaz T, Kayahan B, Günaydın RÖ, Kuşçu O, Sözen T. Botulinum toxin a for treatment of contact granuloma. J Voice. 2016;30(6):741-3.
10. Brockmann M, Drinnan MJ, Storck C, Carding PN. Reliable jitter and shimmer measurements in voice clinics: the relevance of vowel, gender, vocal intensity, and fundamental frequency effects in a typical clinical task. J Voice. 2011;25(1):44-53.
11. Asaoka D, Nagahara A, Matsumoto K, Hojo M, Watanabe S. Current perspectives on reflux laryngitis. Clin J Gastroenterol. 2014;7(6):471-5.
12. Remacle M, Lawson G. Diagnosis and management of laryngopharyngeal reflux disease. Curr Opin Otolaryngol Head Neck Surg. 2006;14(3):143-9.
13. Pendleton H, Ahlner-Elmqvist M, Jannert M, Ohlsson B. Posterior laryngitis: a study of persisting symptoms and health-related quality of life. Eur Arch Otorhinolaryngol. 2013;270(1):187-95.
14. Böttcher A, Mencke T, Zitzmann A, Knecht R, Jowett N, Nöldge-Schomburg G, et al. Laryngeal injuries following endotracheal intubation in ENT surgery: predictive value of anatomical scores. Eur Arch Otorhinolaryngol. 2014;271(2):345-52.

MICROCIRURGIA DA PAPILOMATOSE LARÍNGEA

Guilherme Simas do Amaral Catani

A papilomatose respiratória recorrente (PRR), também chamada de papilomatose laríngea, é uma doença caracterizada por lesões exofíticas proliferativas no epitélio respiratório e das pregas vocais. É a neoplasia benigna da laringe mais prevalente em crianças e a segunda causa mais frequente de disfonia orgânica infantil. Esta doença é causada pela infecção por papilomavírus humano (HPV), um DNA vírus que penetra no sistema hospedeiro por microabrasões.[1] Mesmo com baixa incidência, variando de 0,5 a 4 por 100.000 habitantes, o HPV apresenta grande morbidade e recorrência e pode causar graves consequências funcionais, sociais e financeiras ao longo da vida dos pacientes.[2,3]

Na maioria dos casos, a PRR é apresentada como múltiplas lesões que afetam a supraglote, a comissura e o terço anterior das pregas vocais. Na presença dos primeiros sintomas, os pacientes apresentam alteração na qualidade vocal, dispneia, estridor, tosse ou infecções respiratórias recorrentes.[4]

Os tipos de HPV são classificados como de alto e baixo risco, de acordo com seu potencial de transformação maligna das células epiteliais. Os tipos 6 e 11 são responsáveis por mais de 90% dos casos de PRR.[2,5] Pacientes infectados com HPV tipo 11 tendem a desenvolver doença mais agressiva, que pode levar à obstrução significativa das vias aéreas, exigindo procedimentos cirúrgicos frequentes e terapias médicas adjuvantes. Os tipos 16 e 18 são considerados de alto risco, com potencial para transformação maligna, particularmente no carcinoma de células escamosas.[2,6,7]

A PRR mostra uma distribuição bimodal característica, afetando crianças e adultos jovens. A forma juvenil se desenvolve, na maioria das vezes, em pacientes com menos de 12 anos de idade. Essa forma da doença geralmente é mais agressiva, com múltiplas lesões papilomatosas e apresentando alta taxa de recorrência.[8] A forma adulta se desenvolve geralmente entre os 20 e 40 anos de idade, mais comumente nos homens.[9] Nesta forma os papilomas são frequentemente solitários e recorrem com menos frequência do que aqueles vistos na forma juvenil.[6]

Lesões papilomatosas ocorrem, preferencialmente, nos locais das "zonas de transformação", áreas de transição entre o epitélio escamoso e o epitélio colunar ciliado. O HPV infecta, inicialmente, a camada epitelial basal da superfície mucosa ou cutânea por meio de pequenas escoriações. Manifestam-se como lesões exofíticas, sésseis ou pedunculadas, geralmente limitadas à laringe. É interessante notar que papilomas foram observados nos locais da traqueostomia onde há indução iatrogênica de alteração da epitelização.

Histologicamente apresentam-se como projeções digitiformes de tecido conjuntivo coberto por epitélio escamoso estratificado, extremamente vascularizado e, em geral, lesões exofíticas revestidas por epitélio hiperplásico.[5] O efeito citopático viral mais conhecido é a coilocitose, considerado "critério maior" na infecção pelo HPV do ponto de vista histopatológico, sendo que a atipia coilocitótica consiste em atipia nuclear e vacuolização perinuclear.[10] Pela análise da microscopia eletrônica observa-se integridade da membrana basal e ausência de envolvimento do córion ou da musculatura laríngea, demonstrando o caráter superficial e não infiltrativo da lesão causada pelo HPV.[11]

O curso clínico do PRR é variável, podendo ocorrer remissão espontânea, infecção persistente ou malignização. Ainda não está claro o motivo de a doença ter desfechos distintos.[12-14] A PRR geralmente apresenta sintomas inespecíficos de envolvimento das vias aéreas, incluindo tosse crônica, disfonia, estridor e dispneia. Nas crianças o perfil clínico característico da PRR é a tríade de disfonia progressiva, estridor e dificuldade respiratória, além de choro fraco.[8,9] O diagnóstico na criança demora, em média, um ano para ser feito em função de diagnósticos equivocados como asma, bronquite, laringite e laringomalacia.[15,16] O exame físico pode revelar chiado, estridor, taquipneia e recrutamento muscular acessório durante a respiração. Em casos graves, os pacientes desenvolvem obstrução das vias aéreas e dificuldade respiratória. Embora benigno, o PRR causa morbidade significativa e, em alguns casos, mortalidade por obstrução respiratória, recorrência e disseminação por todo o trato respiratório.

Em crianças os sintomas tendem a ser mais graves em razão do rápido crescimento de lesões e propensão à obstrução das vias aéreas.[13] Logo, em toda criança com distúrbio de voz com ou sem estridor, deve ser realizada uma laringoscopia diagnóstica.[16] Alguns pacientes podem necessitar de traqueostomia de emergência e posterior manejo das vias aéreas.

O diagnóstico consiste em anamnese relacionada com problemas respiratórios e de voz, seguida de inspeção visual com visualização da região glótica (Fig. 8-1). O diagnóstico do papiloma de laringe é feito por laringoscopia rígida ou flexível. Na criança o exame pode ser confortavelmente realizado sob sedação.

Atualmente não há cura conhecida para PRR, pois nenhum tratamento elimina o vírus dos tecidos laríngeos. Os objetivos do tratamento são: manter a via aérea livre, melhorar e preservar a voz, evitar a traqueostomia e, dentro do possível, conseguir o controle da doença. Cirurgia ainda é o pilar principal no tratamento, por meio de microcirurgia a frio, *laser* ou microdesbridador.[2,5] O objetivo da cirurgia é a máxima remoção da doença sem lesionar estruturas adjacentes, prevenindo complicações como estenose subglótica e glótica. Mesmo com a remoção de toda a lesão clinicamente evidente, o vírus permanece latente no tecido adjacente.[1]

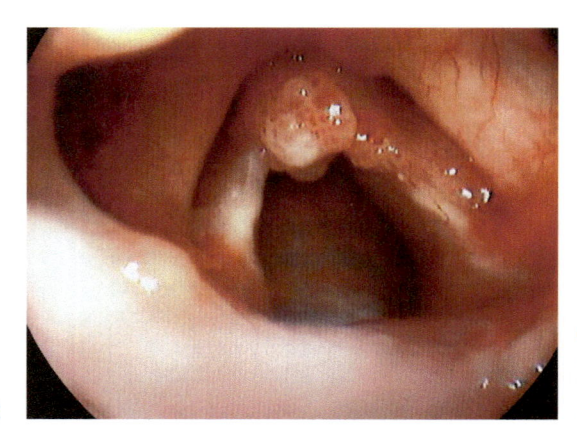

Fig. 8-1. Imagem de videolaringoscopia que demonstra lesões papilomatosas acometendo pregas vocais, comissura anterior e ventrículos.

As cirurgias para PRR estão entre as mais frequentes na laringologia.[17] Os procedimentos microlaringoscópicos sob anestesia geral têm sido uma terapia eficaz para PRR. Incluem o uso de microscópio cirúrgico, bem como laringoscópio de suspensão rígido de tamanho adequado para boa exposição da laringe.

Para lesões localizadas, a técnica de *microflap* pode ser utilizada com segurança. Neste procedimento realiza-se incisão com bisturi ao redor da lesão com posterior descolamento e elevação do *microflap*. Com pinça de preensão e tesoura delicada é feita a ressecção da lesão.[18]

Nos anos 70 introduziu-se a cirurgia utilizando *laser* de CO_2 para ablação das lesões papilomatosas. O *laser* tem melhores propriedades hemostáticas e maior distância de trabalho que os instrumentos a frio, mas os procedimentos exigem medidas de segurança extra e envolvem maiores custos.[19] A indicação do uso do *laser* tem sido questionada por alguns autores em função da chance aumentada de complicações como: fogo nas vias aéreas, perfuração das vias aéreas e lesões nas vias aéreas distais. Tudo isso pode predispor à estenose das vias aéreas ou à disseminação distal da doença. Acredita-se que o epitélio traumatizado possa evoluir com metaplasia escamosa, formando um local ideal para a infecção pelo papilomavírus humano, que pode ser subclínico, a princípio, e depois manifestar-se como papilomatose.[14,20-22]

Em alguns centros o microdebridador vem substituindo o *laser* como primeira escolha na terapia cirúrgica. Alguns autores enfatizam suas vantagens, como menor tempo cirúrgico, menor custo, menor lesão térmica, menores riscos de complicações e maior preservação do epitélio normal, quando comparado ao uso de *laser* de CO_2.[22] Os microdebridadores têm lâminas que giram em alta velocidade.

Coblation (ablação por radiofrequência) é uma técnica cirúrgica promissora para o tratamento da papilomatose laríngea. As principais vantagens deste procedimento incluem danos limitados aos tecidos subjacentes e menor sangramento.[24]

Independentemente da técnica escolhida, as sequelas laríngeas pós-cirúrgicas variam de 6 a 61%.[5]

Cerca de 20% dos pacientes com PRR necessitam de tratamento médico adjuvante, além de cirurgia para controlar a doença. Os critérios atuais para a terapia adjuvante são mais de quatro procedimentos cirúrgicos anuais, rápida recorrência de papilomas com comprometimento das vias aéreas e disseminação distal.[1,25]

A maioria dos tratamentos por medicação atua na imunomodulação e na inibição da replicação e proliferação do HPV.

Um dos primeiros tratamentos adjuvantes para o PRR foi o interferon, que produziu resultados positivos em termos de evolução da doença em alguns pacientes. A principal limitação relacionada com a administração intravenosa de interferon é a toxicidade sistêmica. Efeitos colaterais incluem febre, cefaleia, mialgia, náuseas, alteração do crescimento, alteração de enzimas hepáticas, leucopenia e trombocitopenia.[14,25]

O cidofovir, um análogo da citosina, é atualmente o antiviral mais comumente usado no tratamento adjuvante médico para o PRR. Vários estudos concluem que a administração intralesional adjuvante de cidofovir pode levar à regressão parcial a total das lesões e à redução da frequência dos procedimentos cirúrgicos.[6,26-28] O uso do cidofovir é *off label*, ou seja, não existe indicação em bula. O único uso previsto é para retinite por citomegalovírus em pacientes com AIDS. As recomendações são para uma dose máxima de 40 mg/kg em adultos e de 3 mg/kg em crianças.

O bevacizumabe é um anticorpo monoclonal desenvolvido a partir da técnica de DNA recombinante. Tem a capacidade de se ligar e neutralizar seletivamente a atividade biológica do fator de crescimento do endotélio vascular humano (VEGF). A partir da neutralização da atividade biológica de VEGF tem-se a redução da vascularização de tumores, o que compromete o crescimento tumoral. A injeção intralesional local tem sido usada na PRR com algum sucesso. O bevacizumabe sistêmico como tratamento do PRR mostrou alguns sucessos dramáticos em casos particularmente graves, refratários a outros tratamentos médicos.[1] A dose preconizada varia de 5 a 10 mg/kg de infusão intravenosa com intervalo de 3 semanas.[29,30]

Embora existam muitas modalidades de tratamento, nenhuma terapia isolada funciona em todos os casos e o sucesso da maioria dos tratamentos depende do paciente. Muitas vezes pode ser necessária uma combinação de terapias para que sejam obtidos melhores resultados.[31]

As vacinas contra HPV estão disponíveis desde 2006 nos Estados Unidos (EUA) e na Europa e, desde então, foram aceitas com grande interesse. No Brasil estas vacinas foram aprovadas para comercialização em 2007.[32]

A vacina tetravalente (tipos 6,11,16 e 18) já possui uma boa distribuição global. Recentemente a vacina nonavalente foi lançada com cobertura para os tipos 6, 11, 16, 18, 31, 33, 45, 52 e 58.

Trabalhos em populações com pelo menos 10 anos de implantação da vacina têm mostrado quedas acentuadas de doenças relacionadas com HPV.[33,34]

Em estudo australiano foi observado declínio na incidência anual de PRR de 0,16 para 0,02 por 100.000 crianças.[35]

Desde 2009 existe a hipótese de que a vacinação contra o HPV poderia ter efeito terapêutico no PL, impedindo a formação de papilomas em novos locais.[36] Vários estudos têm sido publicados indicando efeitos terapêuticos da vacina em pacientes previamente infectados pelo HPV com diminuição do número de procedimentos/ano.[37,38]

Apesar de a PRR ser uma doença benigna, tem alta morbidade em função do acometimento da via aérea e das frequentes recidivas. Nenhum tratamento garante a cura mesmo com todos os métodos terapêuticos empregados. O avanço das técnicas cirúrgicas para o tratamento, associado a terapias adjuvantes, como o cidofovir e bevacizumabe, vem mostrando melhor prognóstico para a doença.

E citando Gallagher & Derkay: "A Vacina é a grande esperança na proteção de futuras gerações."[9]

MANEJO MICROCIRÚRGICO DA PAPILOMATOSE LARÍNGEA

Para a exérese dos papilomas iniciamos a microcirurgia com a utilização de cotonoide embebido em adrenalina para controle do sangramento local. Realiza-se avaliação completa da laringe para determinar a exata extensão das lesões. Em lesões difusas, geralmente inicia-se a cirurgia com o uso de delicadas pinças saca-bocado, a ressecção deve ser cuidadosa, removendo apenas as lesões papilomatosas. Deve-se salientar que o tamanho das pinças sempre deve ser proporcional ao tamanho da lesão. Também é importante relembrar o caráter superficial e não infiltrativo da papilomatose, ou seja, a doença não invade a membrana basal. Assim, ressecções agressivas e invasivas são contraindicadas (Vídeo 8-1).

MICROCIRURGIA DA PAPILOMATOSE LARÍNGEA

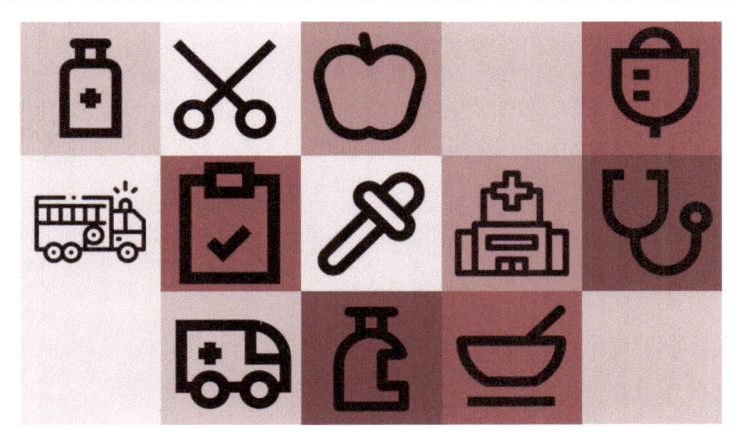

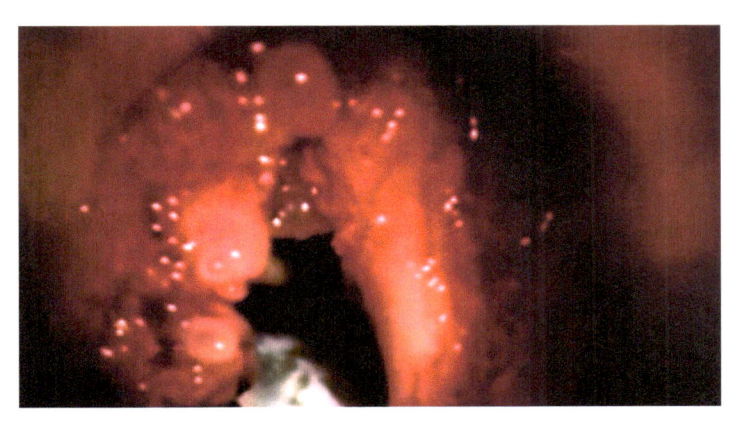

A papilomatose respiratória recorrente (PRR), também chamada de papilomatose laríngea, é uma doença caracterizada por lesões exofíticas proliferativas no epitélio respiratório e das pregas vocais. É a neoplasia benigna da laringe mais prevalente em crianças e a segunda causa mais frequente de disfonia orgânica infantil. Esta doença é causada pela infecção por papilomavírus humano (HPV), um DNA vírus que penetra no sistema hospedeiro por microabrasões.[1] Mesmo com baixa incidência, variando de 0,5 a 4 por 100.000 habitantes, o HPV apresenta grande morbidade e recorrência e pode causar graves consequências funcionais, sociais e financeiras ao longo da vida dos pacientes.

Esta página tem conteúdo em Realidade aumentada.
Acesse o app IPO Microcirurgia de Laringe em Realidade Aumentada, clique em começar. Aponte a câmera do seu smartphone ou tablet para a imagem acima.

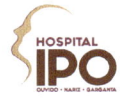

REFERÊNCIAS BIBLIOGRÁFICAS

1. Derkay CS, Bluher AE. Update on Recurrent Respiratory Papillomatosis. Otolaryngol Clin North Am. 2019;52(4):669-79.
2. Catani G, Sarolli E, Macedo E. Molecular Identification of HPV Subtypes and Clinical Correlation in Patients with Recurrent Respiratory Papillomatosis from a University Hospital. J Otolaryngol Neurotol Res. 2019;2(1):28-34.
3. Donne AJ, Hampson L, Homer JJ, Hampson IN. The role of HPV type in Recurrent Respiratory Papillomatosis. Int J Pediatr Otorhinolaryngol. 2010;74(1):7-14.
4. Murono S, Nakanishi Y, Tsuji A, Endo K, Kondo S, Wakisaka N, et al. Trends in the management of recurrent respiratory papillomatosis in Japan. Auris Nasus Larynx. 2015;42(3):218-20.
5. Avelino MAG, Zaiden TCDT, Gomes RO. Surgical treatment and adjuvant therapies of recurrent respiratory papillomatosis. Braz J Otorhinolaryngol. 2013;79(5):636-42.
6. Venkatesan NN, Pine HS, Underbrink MP. Recurrent respiratory papillomatosis. Otolaryngol Clin North Am. 2012;45(3):671-94, viii–ix.
7. Matrka L, Ivancic R, Pan Q, deSilva B, Iqbal H. Current and future management of recurrent respiratory papillomatosis. Laryngoscope Investig Otolaryngol. 2018;3(1):22-34.
8. Larson DA, Derkay CS. Epidemiology of recurrent respiratory papillomatosis. APMIS. 2010;118(6-7):450-4.
9. Gallagher TQ, Derkay CS. Recurrent respiratory papillomatosis: update 2008. Curr Opin Otolaryngol Head Neck Surg. 2008;16(6):536-42.
10. Xavier SD, Bussoloti Filho I, Penteado Lancellotti CL. Prevalence of histological findings of human papillomavirus (HPV) in oral and oropharyngeal squamous cell carcinoma biopsies: Preliminary study. Rev Bras Otorrinolaringol. 2005;71(4):510-4.
11. Martins RHG, Dias NH, Gregório EA, Marques MA, da Silva MG, Candeias JMG. Papilomatose laríngea: análise morfológica pela microscopia de luz e eletrônica do HPV-6. Rev Bras Otorrinolaringol. 2008;74(4):539-43.
12. Goon P, Sonnex C, Jani P, Stanley M, Sudhoff H. Recurrent respiratory papillomatosis: An overview of current thinking and treatment. Eur Arch Otorhinolaryngol. 2008;265(2):147-51.
13. Fasunla AJ, Lasisi OA. Diagnostic challenges of laryngeal papillomatosis and its implications among children in developing country. Int J Pediatr Otorhinolaryngol. 2009;73(4):593-5.
14. Carifi M, Napolitano D, Morandi M, Dall'Olio D. Recurrent respiratory papillomatosis: Current and future perspectives. Ther Clin Risk Manag. 2015;11:731-8.
15. Derkay CS. Recurrent respiratory papillomatosis. Laryngoscope. 2001;111(1):57-69.
16. Zacharisen MC, Conley SF. Recurrent respiratory papillomatosis in children: masquerader of common respiratory diseases. Pediatrics. 2006;118(5):1925-31.
17. Catani G, Carvalho B, Ido Filho JM, Macedo Filho ED, Pinto JSP, Malafaia O, et al. Proposed computerized protocol for epidemiological study of patients undergoing microsurgery of the larynx. Int Arch Otorhinolaryngol. 2012;16(3):346-52.
18. Zeitels SM, Sataloff RT. Phonomicrosurgical resection of glottal papillomatosis. J Voice. 1999;13(1):123-7.
19. Motz KM, Hillel AT. Office-based Management of Recurrent Respiratory Papilloma. Curr Otorhinolaryngol Rep. 2016;4(2):90-8.
20. El-Bitar MA, Zalzal GH. Powered instrumentation in the treatment of recurrent respiratory papillomatosis: an alternative to the carbon dioxide laser. Arch Otolaryngol Head Neck Surg. 2002;128(4):425-8.
21. Kashima H, Mounts P, Leventhal B, Hruban RH. Sites of predilection in recurrent respiratory papillomatosis. Ann Otol Rhinol Laryngol. 1993;102(8 Pt 1):580-3.
22. Primov-Fever A, Madgar O. Surgery for adult laryngeal papillomatosis. Oper Tech Otolaryngol - Head Neck Surg. 2019;30(4):264-8.
23. Pasquale K, Wiatrak B, Woolley A, Lewis L. Microdebrider versus CO2 laser removal of recurrent respiratory papillomas: a prospective analysis. Laryngoscope. 2003;113(1):139-43.

24. Awad R, Shamil E, Aymat-Torrente A, Gibbins N, Harris S. Management of laryngeal papillomatosis using coblation: another option of surgical intervention. Eur Arch Otorhinolaryngol. 2019;276(3):793-800.
25. Schraff S, Derkay CS, Burke B, Lawson L. American Society of Pediatric Otolaryngology members' experience with recurrent respiratory papillomatosis and the use of adjuvant therapy. Arch Otolaryngol Head Neck Surg. 2004;130(9):1039-42.
26. Shehab N, Sweet BV, Hogikyan ND. Cidofovir for the treatment of recurrent respiratory papillomatosis: a review of the literature. Pharmacotherapy. 2005;25(7):977-89.
27. Chadha NK, James A. Adjuvant antiviral therapy for recurrent respiratory papillomatosis. Cochrane database Syst Rev. 2010;(1):CD005053.
28. Boltežar IH, Bahar MS, Zargi M, Gale N, Matičič M, Poljak M. Adjuvant therapy for laryngeal papillomatosis. Acta Dermatovenerol Alp Panonica Adriat. 2011;20(3):175-80.
29. Carnevale C, Cierva LF, Til-Pérez G, Peña-Zarza JA, Osona-Rodriguez B, Martinez-Lozano J, et al. Safe use of systemic bevacizumab for respiratory recurrent papillomatosis in two children. Laryngoscope. 2019;129(4):1001-4.
30. Best SR, Mohr M, Zur KB. Systemic bevacizumab for recurrent respiratory papillomatosis: A national survey. Laryngoscope. 2017;127(10):2225-9.
31. Kollipara R, Ekhlassi E, Downing C, Guidry J, Lee M, Tyring S. Advancements in Pharmacotherapy for Noncancerous Manifestations of HPV. J Clin Med. 2015;4(5):832-46.
32. Figueirêdo CBM, et al. Abordagem terapêutica para o Papilomavírus humano (HPV). Rev Bras Farm. 2013;94(1):4-17.
33. Garland SM, Kjaer SK, Muñoz N, Block SL, Brown DR, DiNubile MJ, et al. Impact and effectiveness of the quadrivalent human papillomavirus vaccine: A systematic review of 10 years of real-world experience. Clin Infect Dis. 2016;63(4):519-27.
34. Patel C, Brotherton JMl, Pillsbury A, Jayasinghe S, Donovan B, Macartney K, et al. The impact of 10 years of human papillomavirus (HPV) vaccination in Australia: What additional disease burden will a nonavalent vaccine prevent? Euro Surveill. 2018;23(41):30-40.
35. Novakovic D, Cheng ATL, Zurynski Y, Booy R, Walker PJ, Berkowitzet R, et al. A Prospective Study of the Incidence of Juvenile-Onset Recurrent Respiratory Papillomatosis After Implementation of a National HPV Vaccination Program. J Infect Dis. 2018;217(2):208-12.
36. Pawlita M, Gissmann L. Recurrent respiratory papillomatosis: indication for HPV vaccination? Dtsch Med Wochenschr. 2009;134(Suppl):S100-2.
37. Sullivan C, Curtis S, Mouzakes J. Therapeutic use of the HPV vaccine in Recurrent Respiratory Papillomatosis: A case report. Int J Pediatr Otorhinolaryngol. 2017;93:103-6.
38. Hirai R, Makiyama K, Matsuzaki H, Oshima T. Gardasil Vaccination for Recurrent Laryngeal Papillomatosis in Adult Men Second Report: Negative Conversion of HPV in Laryngeal Secretions. J Voice. 2018;32(4):488-91.

TRATAMENTO MICROCIRÚRGICO DAS LESÕES PRÉ-MALIGNAS

CAPÍTULO 9

Rafael Toledo Enes Nogueira ▪ Letícia Raysa Schiavon Kinasz

O carcinoma laríngeo é responsável por aproximadamente 25% dos tumores de cabeça e pescoço.[1,2] Está estabelecido na literatura que o processo de carcinogênese na laringe se inicia por meio de lesões pré-malignas que progridem para um carcinoma invasor, mas os mecanismos exatos de como esse processo acontece ainda não estão bem elucidados.[2-10] Diagnóstico e tratamento precoces dessas lesões são uma forma de interromper a evolução para o carcinoma laríngeo.[1,2,4,7,8,11]

Os sintomas são inespecíficos e semelhantes entre os pacientes com lesões benignas, pré-malignas e malignas, o que dificulta seu diagnóstico. A maioria dos pacientes queixa-se de disfonia ou mudanças na voz (rouca, rouco-áspera), dispneia, estridor, disfagia e otalgia.[2,6,7,9,12,13]

Os principais fatores que influenciam na carcinogênese na laringe são idade avançada, tabaco, álcool, radiação, asbestos e deficiências nutricionais. O processo de carcinogênese também pode surgir em decorrência da exposição ocupacional a produtos tóxicos como gás mostarda, corantes capilares, níquel, pó de madeira, subprodutos de borracha, fumaça de diesel e gasolina, formaldeído, amianto, solventes orgânicos, óleo mineral e carvão em pó.[2,6-8,14-16]

Estudos mostram que a espessura da prega vocal está aumentada nos pacientes tabagistas e etilistas em comparação aos não fumantes e não etilistas, e que cessar o tabagismo não muda o curso da displasia. Dentre os dois fatores, o tabaco parece ter maior impacto que o álcool.[8,16]

O papel da doença do refluxo gastroesofágico e do HPV ainda é controverso na progressão da carcinogênese na laringe.[15,16]

Possuem uma predileção por homens (2:1 a 7:1) e ocorrem mais na quinta e sexta décadas de vida.[2,7]

Lesões displásicas ocorrem em uma taxa de 2 a 10 casos por 100.000 habitantes e sua taxa de malignização na literatura varia de 2-74%, mas uma metanálise mostrou o valor de 14% e revelou que quanto maior o grau de displasia maior é o risco de malignização.[2,7,8,10,14,17-20]

O primeiro exame a ser realizado é a laringoscopia indireta por meio de ótica rígida ou flexível.[2,9] As lesões pré-malignas se apresentam, em sua maioria, como leucoplasias (Fig. 9-1), eritroplasias ou leucoeritroplasias. Podem-se manifestar como manchas localizadas ou difusas ou lesões planas a exofíticas ou papilares.[6] Localizam-se, mais comumente, na glote, sendo 1/3 em apenas uma prega vocal, 1/3 de forma bilateral sem envolver a área interaritenoide, e 11% bilateralmente e em área interaritnoide.[2,6,7,9,10]

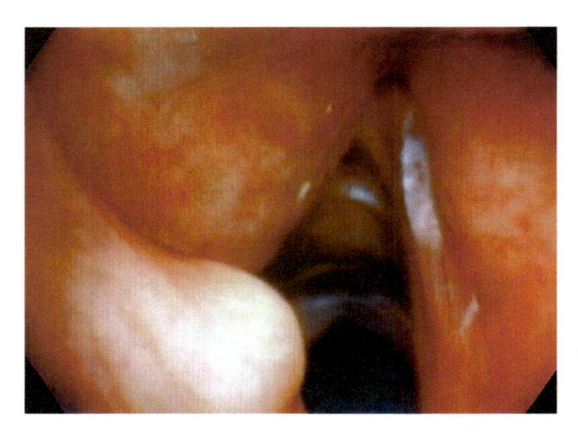

Fig. 9-1. Imagem de videolaringoscopia que demonstra lesão leucoplásica em face superior de prega vocal direita.

O uso de estroboscopia, autofluorescência e *narrow band imaging* ainda está em estudo e não existe um consenso de quais alterações nesses exames indicariam maior risco para progressão para carcinoma.[2,7,10,11,19]

A videoestroboscopia é um exame amplamente utilizado na laringologia, na investigação de lesões pré-malignas ele auxilia ao evidenciar alterações principalmente na onda mucosa, pois pacientes com este tipo de lesão apresentam amplitude anormal e ausência de onda mucosa em alguns segmentos suspeitos da prega vocal. Este índice de locais com ausência de onda mucosa aumenta quanto maior for o grau de displasia.[9,19]

A laringoscopia autofluorescente é baseada na variação de emissão de luz por estruturas biológicas. A administração sistêmica ou local de fluoresceína promove a formação de padrões de emissão. O tecido normal apresenta coloração esverdeada e a área com células neoplásicas apresenta coloração reduzida. Alguns estudos mostraram altos valores de sensibilidade e especificidade para esse exame nos casos de lesões pré-malignas, mas outros descrevem maior índice de falsos positivos e recomendam seu uso para acompanhamento em pacientes que realizaram cirurgia ou radioterapia.[2,7,11]

A *narrow band imaging* usa dois espectros de luz, o verde e o azul. A penetração na mucosa dessa luz promove a formação de padrões de microvasculatura submucosa. Alterações nesses padrões, como neoangiogênese em forma de pontos marrons dispersos e áreas acastanhadas bem demarcadas (tipos IV e V, respectivamente), podem auxiliar no reconhecimento de lesões pré-malignas e malignas[7,10,11] (Fig. 9-2).

Está estabelecido na literatura que a única forma de se realizar o diagnóstico é por avaliação histológica da biópsia da lesão.[6,7,10,11,17,20] Existem três principais classificações patológicas para as lesões pré-malignas que são amplamente utilizadas, mas sem um consenso de qual delas é a mais fidedigna e, portanto, deva ser seguida.[1,4,6,7,14,19] Recentemente, a Organização Mundial da Saúde (OMS) atualizou sua classificação e sintetizou as quatro categorias prévias em apenas duas: displasia de baixo grau e displasia de alto grau (Tabelas 9-1 e 9-2).[4]

Na grande maioria das vezes o cirurgião realiza a biópsia de forma excisional, mas este tipo de procedimento pode levar à formação de cicatriz e prejuízo da voz. A utilização de congelação durante o processo de biópsia pode ser considerada caso o paciente não concorde com o risco de mudança na voz, mas, em decorrência do tamanho do espécime e outras limitações do método, o resultado da congelação pode não alterar a conduta inicial.[2,7,17]

TRATAMENTO MICROCIRÚRGICO DAS LESÕES PRÉ-MALIGNAS

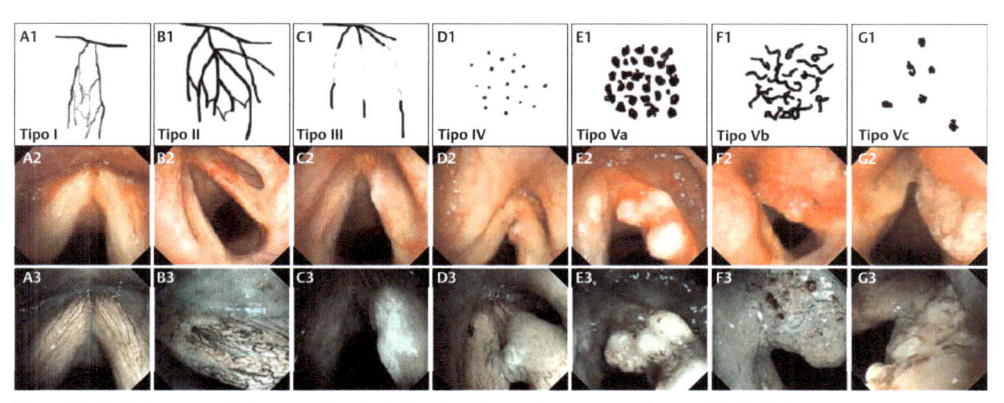

Fig. 9-2. Padrões para diferenciação de lesões benignas (I a IV) e malignas (Va-Vc).[11]

Tabela 9-1. Classificação da OMS 2017

Displasia de baixo grau	Arquitetura	▪ A estratificação geral é preservada, mas a camada basal-parabasal está anormal ▪ Aumento da camada basal-parabasal até a metade inferior do epitélio ▪ A camada espinhosa pode estar aumentada, mas geralmente com células espinhosas apenas na metade superior do epitélio
	Citologia	▪ Pleomorfismo limitado ▪ Núcleos aumentados com a proporção núcleo/citoplasma aumentada, mas cromatina uniformemente distribuída, pontos corados em rosa de forma esparsa no citoplasma e processos espinhosos intercelulares limitados ▪ Células disqueratóticas isoladas ▪ Mitoses (formas típicas) limitadas ao terço inferior do epitélio
Displasia de alto grau	Arquitetura	▪ Tipos queratinizados ou não queratinizados (células basais) ▪ Perda de maturação, com estratificação desordenada e perda de polaridade até a espessura total ▪ Pleomorfismo de metade até a espessura total, frequentemente severa ▪ A membrana basal permanece intacta (sem alterações estromais) ao redor da lesão de forma irregular (bulbosa), estendendo-se para baixo
	Citologia	▪ Frequentemente, pleomorfismo associado à variação acentuada no tamanho e forma celular e nuclear, variação acentuada na intensidade da coloração (geralmente hipercromática) e aumento do tamanho e número de nucléolos ▪ Proporção núcleo/citoplasma alta ▪ Células disqueratóticas aumentadas ao longo do epitélio ▪ Mitoses aumentadas em qualquer parte do epitélio, para incluir formas atípicas (esta última qualifica como alto grau por si só)

Traduzida e adaptada de Thompson LDR, 2017.[6]

Tabela 9-2. Comparação entre as Classificações

OMS (2017)	OMS (2005)	Sistema de neoplasia intraepitelial escamosa (NIE)	Sistema de classificação de lesão intraepitelial (LIE) Ljubljana
Displasia de baixo grau	Displasia leve	NIE I	LIE de baixo grau
Displasia de alto grau	Displasia moderada	NIE II	LIE de alto grau
	Displasia severa	NIE III	Carcinoma *in situ*
	Carcinoma *in situ*		

Biomarcadores são proteínas ou genes expressos na displasia que desempenham papel na oncogênese. Seu uso pode auxiliar no diagnóstico e acompanhamento desses pacientes.[20]

A p53 é uma fosfoproteína nuclear que age como fator supressor tumoral, regulando o ciclo celular, reparando o DNA e atuando na apoptose. Mutações em seu gene são comuns nos tumores malignos e ocorrem, também, em lesões pré-neoplásicas.[2,16,20]

O Ki-67 é um antígeno que se fixa ao núcleo em atividade mitótica; estudos demonstram seu aumento em casos de displasia que progrediram para carcinoma.[2,6,16,20]

O receptor de fator de crescimento epidermal (EGFR) regula o crescimento celular em diversas linhas celulares de câncer e seu papel está bem estabelecido nas neoplasias, mas ainda obscuro em lesões pré-malignas. Estudos revelam seu aumento em displasias severas e carcinoma *in situ*.[6,16]

Cicilina-D1 é um importante regulador celular e sua superexpressão está relacionada com maior de progressão para câncer.[6,7,20]

Podoplanina é uma glicoproteína transmembrana que é expressa em diversos tipos de cânceres humanos, como de cavidade oral, pulmões, esôfago, entre outros. É considerada um marcador de malignidade e pior prognóstico. Estudo de 2017 demonstrou maior concentração de podoplanina em tecidos com displasia e carcinoma, podendo ser um bom marcador para estas patologias.[5]

Existem marcadores ainda em estudo como: CD44; subunidades de citoqueratina, metalotionina, Mcm-2, laminina, catepsina D, tenascina, produto do gene do retinoblastoma; p16, p21, p27, MMPs, mucina, TGF-beta, bcl-2, ST3, cortacina, RARbeta, ceramida, betacatenina, SOX2, receptores de somatostatina 1 e 2.[6,16,20-22]

A forma ideal de como tratar e acompanhar essas lesões ainda está em discussão. Alguns fatores dificultam uma padronização como a aparência clínica não condizer diretamente com a histologia, a variabilidade histológica dentro de uma mesma lesão e, apesar de sabermos que quanto maior for o grau de displasia, maior será o risco de malignização, não sendo exata essa progressão.[2,7]

Alguns autores defendem o tratamento clínico por 3-4 semanas antes de realizar o tratamento invasivo. Este deve ser feito pela suspensão do tabagismo, do uso de medicamentos antirrefluxo e do uso de corticoides inalatórios ou agentes antioxidantes como a vitamina A.[2]

Recomenda-se a exérese da lesão por completo por meio de decorticação da prega vocal, que pode ser realizada a frio ou com o uso de *laser* de CO_2.[1,2,7,12,13,19,23] Alguns estudos advogam que o uso do *laser* de CO_2 é mais preciso no momento da exérese da lesão, preservando a integridade da prega vocal. Além disso, a terapia com o *laser* de CO_2 ocorre em um dia, tem poucas complicações e poucos efeitos colaterais.[13]

Com o objetivo de refinar a exérese da lesão, preservar o máximo possível de tecido sadio e alterar o mínimo possível da voz, diversos estudos veem buscando novas tecnologias e procedimentos.[2,7,12] A terapia fotodinâmica usa a impregnação das células tumorais por drogas sensíveis que depois serão eliminadas por reação fotoquímica do *laser* de argônio ou *laser* corante pulsátil.[2,7] O *laser* KTP age pela ablação microvascular sem penetrar profundamente no tecido e acaba preservando a microestrutura da prega vocal.[1,2,7,12]

A radioterapia geralmente não é indicada como tratamento das lesões pré-malignas em decorrência de sua morbidade, duração prolongada, custo e a própria eficácia do tratamento cirúrgico.[7,13]

Quimioprevenção é o uso de substâncias químicas ou naturais para reverter, suprimir ou prevenir a progressão de lesões pré-malignas para cancerosas.[23] O ácido fólico desempenha um papel essencial na estabilidade e no reparo da cromatina. Alterações no ciclo do folato foram observadas em pacientes com leucoplasia e tumores de laringe. Níveis séricos de folato diminuídos foram descritos em pacientes com lesões displásicas. Portanto, a deficiência e a reposição de ácido fólico devem ser consideradas.[7,23]

O acompanhamento desses pacientes também é outra fonte de discussão. Cosway & Paleri propuseram um fluxograma para acompanhamento após a ressecção da lesão que discriminou os pacientes de baixo risco (displasia leve ou moderada que não estavam fumando, com disfonia persistente e sem lesões visíveis) daqueles de alto risco (displasia severa ou carcinoma *in situ* segundo a classificação da OMS de 2005 ou aqueles com displasia leve ou moderada que persistem fumando, com disfonia e com lesão visível). Sendo assim, os de baixo risco deveriam ter um mínimo de 6 meses de acompanhamento e os de alto risco deveriam ter consultas a cada 2-3 meses no primeiro ano, 3-4 meses no segundo e terceiro ano, e semestralmente no quarto e quinto ano. Essas consultas devem incluir uma laringoscopia indireta, de preferência com ótica flexível.[2,8,18]

MANEJO MICROCIRÚRGICO DAS LESÕES PRÉ-MALIGNAS

No nosso serviço, realizamos a técnica microcirúrgica a frio. Após entubação orotraqueal sob anestesia geral, alocamos o laringoscópio de suspensão para exposição laríngea ótima. Sob visão microscópica, fazemos vasoconstrição com algodão embebido com solução de adrenalina. Com um palpador, delimitamos a extensão da lesão e, com um bisturi, fazemos a cordotomia. Descolamos o flap e removemos a lesão por completo com o auxílio da pinça Bouchayer e uma microtesoura. Após, realizamos a hemostasia.

TRATAMENTO MICROCIRÚRGICO DAS LESÕES PRÉ-MALIGNAS

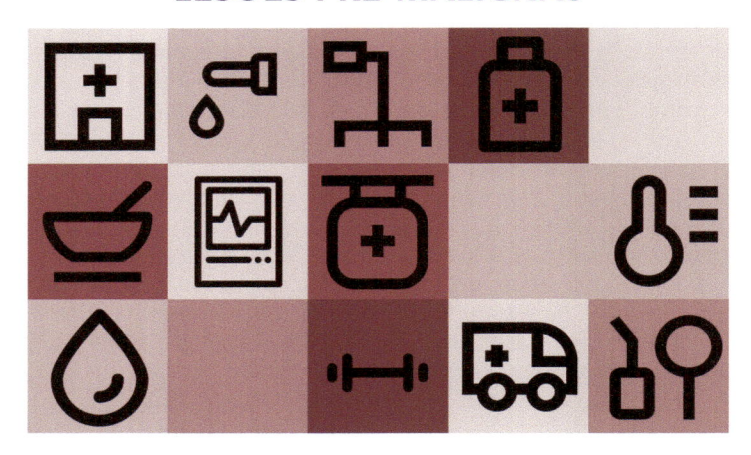

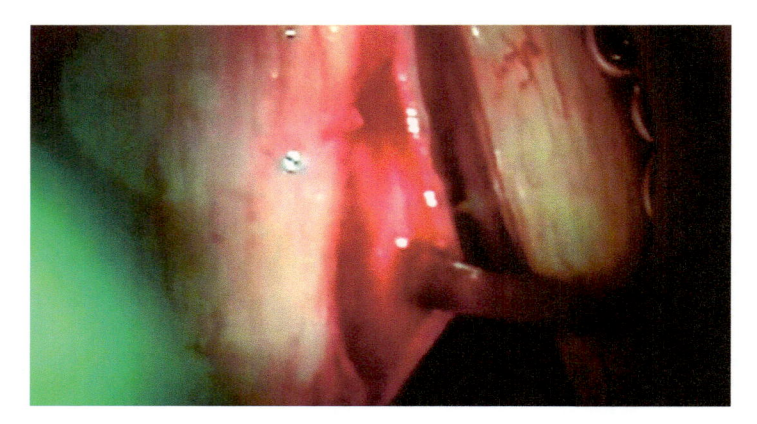

O carcinoma laríngeo é responsável por aproximadamente 25% dos tumores de cabeça e pescoço.[1,2] Está estabelecido na literatura que o processo de carcinogênese na laringe inicia-se por meio de lesões pré-malignas que progridem para um carcinoma invasor, mas os mecanismos exatos de como esse processo acontece ainda não estão bem elucidados.[2-10] Diagnóstico e tratamento precoces dessas lesões são uma forma de interromper a evolução para o carcinoma laríngeo.

*Esta página tem conteúdo em Realidade aumentada.
Acesse o app IPO Microcirurgia de Laringe em Realidade Aumentada, clique em começar. Aponte a câmera do seu smartphone ou tablet para a imagem acima.*

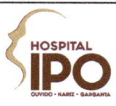

REFERÊNCIAS BIBLIOGRÁFICAS

1. Hu Y, Liu H. Diagnostic variability of laryngeal premalignant lesions: histological evaluation and carcinoma transformation. Otolaryngol Head Neck Surg. 2014;150(3):401-6.
2. Pinto JA, Wambier H, Sonego TB, Batista FC, Kohler R, Reis RP. Lesões pré-malignas da laringe: revisão de literatura. Rev Bras Cir Cabeça Pescoço. 2012;41(1):42-7.
3. Lahav Y, Shats M, Huszar M, Haimovich Y, Warman M, Halperin D, et al. Local inflammatory reaction to benign, pre-malignant and malignant glottic lesions: a matched case-control study. Clin Otolaryngol. 2019;44(4):628-38.
4. Mehlum CS, Larsen SR, Kiss K, Groentved AM, Kjaergaard T, Möller S, et al. Laryngeal precursor lesions: interrater and intrarater reliability of histopathological assessment. Laryngoscope. 2018;128(10):2375-9.
5. Ibrahim BB, Salem MM, Khairy RA, Al Gunaid RAR. Expression of podoplanin in laryngeal squamous cell carcinoma and dysplasia. J Clin Diagn Res. 2017;11(5):EC31-EC35.
6. Thompson LDR. Laryngeal dysplasia, squamous cell carcinoma, and variants. Surg Pathol Clin. 2017;10(1):15-33.
7. Panwar A, Lindau III R, Wieland A. Management of premalignant lesions of the larynx. Expert Rev Anticancer Ther. 2013;13(9):1045-51.
8. Theodosiou MG, Yiotakis J, Dikoglou C, Lazaris AC, Athanasiadis-Sismanis A, Xenellis J. Laryngeal dysplasia: a long-term follow-up study. J BUON. 2013;18(3):683-8.
9. Rzepakowska A, Sielska-Badurek E, Osuch-Wójcikiewicz E, Sobol M, Niemczyk K. The predictive value of videostroboscopy in the assessment of premalignant lesions and early glottis cancers. Otolaryngol Pol. 2017;71(4):14-8.
10. Anis MM. Correlating laryngoscopic appearance of laryngeal lesions with histopathology. Laryngoscope. 2018;129(6):1308-12.
11. Ni XG, He S, Xu ZG, Gao L, Lu N, Yuan Z, et al. Endoscopic diagnosis of laryngeal cancer and precancerous lesions by narrow band imaging. J Laryngol Otol. 2011;125(3):288-96.
12. Kishimoto Y, Suzuki R, Kawai Y, Hiwatashi N, Kitamura M, Tateya I, et al. Photocoagulation therapy for laryngeal dysplasia using angiolytic lasers. Eur Arch Otorhinolaryngol. 2016;273(5):1221-5.
13. Remijn EEG, Marres HAM, Van Den Hoogen FJA. Endoscopic laser treatment in pre-malignant and malignant vocal fold epithelial lesions. J Laryngol Otol. 2002;116(12):1019-24.
14. Van Hulst AM, Kroon W, van der Linden ES, Nagtzaam L, Ottenhof SR, Wegner I, et al. Grade of dysplasia and malignant transformation in adults with premalignant laryngeal lesions. Head Neck. 2016;38(Suppl 1):E2284-90.
15. Pagliuca G, Martellucci S, Degener AM, Pierangeli A, Greco A, Fusconi M, et al. Role of human papillomavirus in the pathogenesis of laryngeal dysplasia. Otolaryngol Head Neck Surg. 2014;150(6):1018-23.
16. Sadri M, Mcmahon J, Parker A. Laryngeal dysplasia: aetiology and molecular biology. J Laryngol Otol. 2006;120(3):170-7.
17. Jin YJ, Jeong WJ, Paik JH, Ahn SH. Role of frozen biopsy in glottic premalignant lesions. Pathol Oncol Res. 2017;23(3):519-23.
18. Cosway B, Paleri V. Laryngeal dysplasia: an evidence-based flowchart to guide management and follow up. J Laryngol Otol. 2015;129(6):598-9.
19. Djukic V, Milovanovic J, Jotic AD, Vukasinovic M. Stroboscopy in detection of laryngeal dysplasia effectiveness and limitations. J Voice. 2014;28(2):262.e13-262.e21.
20. Nankivell BA, Weller M, McConkey C, Paleri V, Mehanna H. Biomakers in laryngeal dysplasia: a systematic review. Head Neck. 2011;33(8):1170-6.
21. Stafford ND, Condon LT, Rogers MJC, MacDonald AW, Atkin SL. The expression of somatostain receptors 1 and 2 in benign, pre-malignant and malignant laryngeal lesions. Clin Otolaryngol Allied Sci. 2003;28(4):314-9.
22. Granda-Diaz R, Menéndez ST, Mallo DP, Hermida-Prado F, Rodríguez R, Suárez-Fernández L, et al. The novel role of SOX2 as an early predictor of cancer risk in patients with laryngeal precancerous lesions. Cancers (Basel). 2019;11(3):286.
23. Mesolella M, Iengo M, Testa D, Ricciardiello F, Iorio B. Chemoprevention using folic acid for dysplasia lesions of the larynx. Mol Clin Oncol. 2017;7(5):843-6.

MICROCIRURGIA DE LARINGE NO IDOSO

CAPÍTULO 10

Caroline Fernandes Rímoli

O envelhecimento exerce papel importante no desenvolvimento de uma desordem vocal, acarretando elevados custos de saúde.[1] Quando indicada, a cirurgia no idoso envolve peculiaridades que requerem o conhecimento das alterações laríngeas que ocorrem com esse processo, principalmente aquelas relacionadas com a microestrutura das pregas vocais. O objetivo deste capítulo é discutir as particularidades da microcirurgia de laringe na população idosa.

O processo de senilidade acarreta edema no espaço de Reinke (camada superficial da lâmina própria). Também, conforme ocorre uma perda de densidade nas fibras do tecido conjuntivo, o ligamento vocal e os músculos laríngeos se tornam mais finos e frágeis. Além das mudanças nas fibras elásticas e colágenas na lâmina própria, com o envelhecimento também ocorre atrofia da mucosa e das glândulas produtoras de muco.[2]

Gonçalves *et al.* fizeram um estudo de microscopia eletrônica em pregas vocais de cadáveres que comparou jovens a idosos e foram demonstradas diversas alterações significativas na maioria das pregas vocais dos mais velhos, como sulcos profundos nos limites das células epiteliais e aumento de descamação celular e de ondulação no epitélio. Ademais, observaram-se diversas alterações estruturais nos fibroblastos, células sintetizadoras de colágeno e elastina, o que favorece uma desordem na produção das proteínas da matriz extracelular das pregas vocais desse grupo populacional.[3]

O estudo epidemiológico realizado por Zhukhovitskaya *et al.* analisou as lesões laríngeas benignas de 602 pacientes atendidos em um hospital de Nova Iorque em um período de cinco anos. No total foram identificadas 641 lesões. Nos pacientes mais jovens houve significância na prevalência de nódulos e pseudocistos. Já na faixa etária acima de 60 anos, as lesões mais prevalentes, com significância estatística, foram edema de Reinke e leucoplasia. As associações dessas doenças com idade mais avançada, segundo esses autores, podem ser justificadas pelo efeito cumulativo da exposição a irritantes.[4]

Quando consideramos todos os tipos de lesões, um dado que chama a atenção em relação à epidemiologia é a grande prevalência de carcinoma espinocelular (CEC) nesta faixa etária, o que foi demonstrado em um estudo sobre o perfil de microcirurgia de laringe nos pacientes idosos. Foram avaliados dados de 213 microcirurgias de laringe realizadas em 181 pacientes acima de 60 anos, em Curitiba/Paraná, do período de janeiro de 2004 a dezembro de 2016. Nesta análise, dentre os diagnósticos, o CEC foi o mais prevalente, com 26% dos casos. Em segundo lugar, com 20%, ficou o edema de Reinke. A papilomatose veio em terceiro, com 14%, os pólipos em quarto, com 11%, e as leucoplasias acometeram 8%, bem como as alterações estruturais mínimas (AEMs). Outras lesões acometeram 4% dos pacientes.[5]

Ainda de acordo com este estudo, com significância estatística, o CEC foi muito mais frequente no gênero masculino (40% dos homens acometidos, contra 8% das mulheres). O oposto ocorreu com o edema de Reinke, que afetou 54% das mulheres e apenas 9% dos homens. Além disso, conforme o aumento da idade, em relação ao gênero masculino, houve aumento, também, da frequência de câncer laríngeo.[5] Uma outra análise mais antiga também encontrou que a causa mais comum de rouquidão na população idosa é o câncer de laringe.[6]

O laringologista do paciente idoso, além de estar atento ao diagnóstico precoce das lesões que levam à disfonia, já que a presbifonia é um diagnóstico de exclusão,[7] deve considerar, no pré e no intraoperatório, as particularidades ultraestruturais das pregas vocais para gerar o menor dano possível à área operada, dada sua fragilidade.

A microcirurgia de laringe altera as propriedades vibratórias das pregas vocais e seu resultado depende da patologia, da técnica cirúrgica empregada e da cicatrização do paciente. A vibração normal da prega vocal envolve o movimento livre do epitélio e da camada superficial da lâmina própria sobre o músculo vocal subjacente e pode ser alterada se houver aderência dessas estruturas por manipulação, em decorrência de lesão fibroblástica. Dessa forma, a ressecção deve ser limitada apenas à área de patologia anormal, a fim de se manter a integridade funcional da laringe.[2]

A fonoterapia no pós-operatório do paciente idoso possui papel fundamental na boa recuperação vocal, dado o comportamento compensatório que se desenvolve para corrigir alterações na voz, levando ao desequilíbrio da tensão muscular e disfonia.

No caso de presbilaringe, paralisia de prega vocal ou cicatrizes, quando a disfonia pela incompetência glótica notadamente causa impacto na qualidade de vida do paciente mesmo após tratamento fonoterápico, tem-se a opção da laringoplastia por injeção. Apesar de a substância ideal para injeções de aumento das pregas vocais ainda não ter sido encontrada, a hidroxiapatita de cálcio apresentou resultados promissores em um estudo multicêntrico[8] e é o material de escolha em nosso serviço. O mesmo deve ser injetado lateralmente à camada superficial da lâmina própria e profundamente ao ligamento vocal, no espaço paraglótico, provocando medialização da prega vocal, sempre com cuidado para evitar injeção superficial ou excessiva.[9,10] Outros materiais incluem teflon, colágeno, ácido hialurônico, gordura e gelfoam. Conforme o surgimento de novos biomateriais, como colágeno, preparações dérmicas acelulares derivadas de humanos e hidrogeis,[10] o cirurgião deve se atentar à tolerância, ao grau de reabsorção e à viscosidade.[11]

No futuro, novas técnicas de rejuvenescimento tecidual devem ser disponibilizadas, minimizando as alterações estruturais existentes na matriz de colágeno, elastina e ácido hialurônico nos pacientes geriátricos. Porém, tendo em vista a epidemiologia das lesões nos idosos, o laringologista deve manter-se preparado para o diagnóstico e manejo inicial do câncer de laringe, que muitas vezes é descoberto apenas no pós-operatório.

MICROCIRURGIA DE LARINGE NO IDOSO

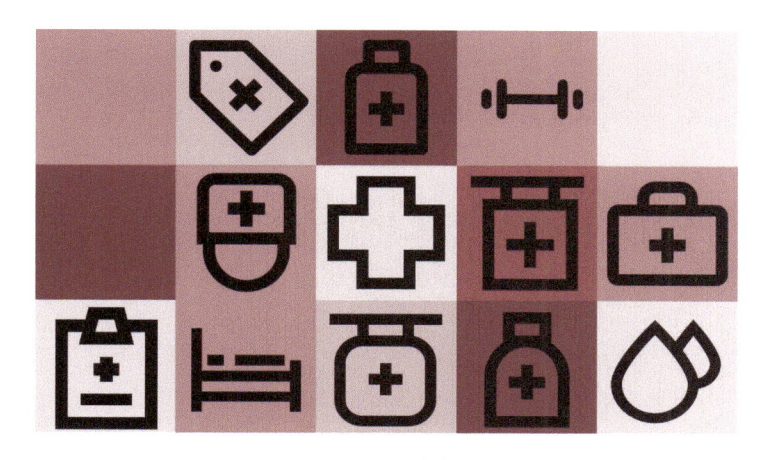

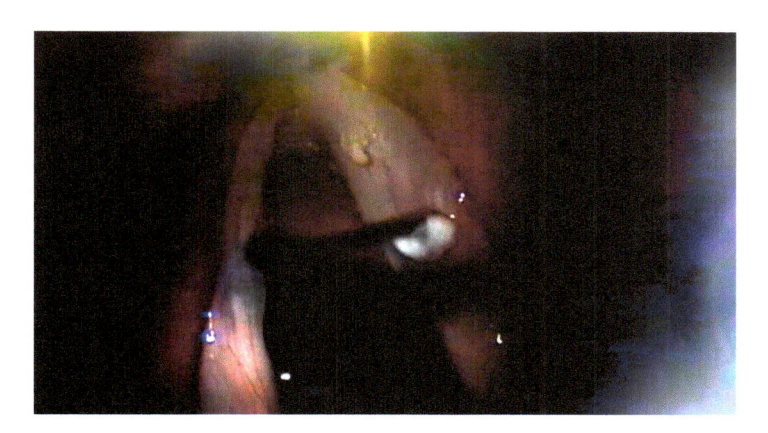

O envelhecimento exerce papel importante no desenvolvimento de uma desordem vocal, acarretando elevados custos em saúde.[1] Quando indicada, a cirurgia no idoso envolve peculiaridades que requerem o conhecimento das alterações laríngeas que ocorrem com esse processo, principalmente aquelas relacionadas com a microestrutura das pregas vocais. O objetivo deste capítulo é discutir as particularidades da microcirurgia de laringe na população idosa.

*Esta página tem conteúdo em Realidade aumentada.
Acesse o app IPO Microcirurgia de Laringe em Realidade Aumentada, clique em começar. Aponte a câmera do seu smartphone ou tablet para a imagem acima.*

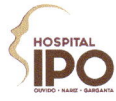

REFERÊNCIAS BIBLIOGRÁFICAS

1. Roy N, Kim J, Courey M, Cohen SM. Voice disorders in the elderly: A national database study. Laryngoscope. 2016;126(2):421-8.
2. Slavit DH. Phonosurgery in the elderly: A review. Ear Nose Throat J. 1999;78(7):505-9, 512.
3. Gonçalves TM, dos Santos DC, Pessin ABB, Martins RHG. Scanning Electron Microscopy of the Presbylarynx. Otolaryngol Head Neck Surg. 2016;154(6):1073-8.
4. Zhukhovitskaya A, Battaglia D, Khosla SM, Murry T, Sulica L. Gender and age in benign vocal fold lesions. Laryngoscope. 2015;125(1):191-6.
5. Rimoli CF, Filho EDM, Oliveira Patrial MTCR, Klas CF, Nascimento GA. Profile of laryngeal microsurgeries in patients over 60 years old. Int Arch Otorhinolaryngol. 2020;24(1):E53-61.
6. Morrison MD, Gore-Hickman P. Voice disorders in the elderly. J Otolaryngol. 1986;15(4):231-4.
7. Macedo Filho ED, Rimoli CF. Presbifonia. In: Coifman H (Ed.). Otorrinogeriatria. São Paulo: Payá; 2019. p. 237-42.
8. Rosen CA, Gartner-Schmidt J, Casiano R, Anderson TD, Johnson F, Remacle M, et al. Vocal fold augmentation with calcium hydroxylapatite: Twelve-month report. Laryngoscope. 2009;119(5):1033-41.
9. Anderson TD, Sataloff RT. Complications of collagen injection of the vocal fold: Report of several unusual cases and review of the literature. J Voice. 2004;18(3):392-7.
10. Johns MM, Arviso LC, Ramadan F. Challenges and opportunities in the management of the aging voice. Otolaryngol Head Neck Surg. 2011;145(1):1-6.
11. Martins RHG, Gonçalvez TM, Pessin ABB, Branco A. Aging voice: Presbyphonia. Aging Clin Exp Res. 2014;26:1-5.

TECNOLOGIAS EM MICROCIRURGIA DE LARINGE

CAPÍTULO 11

Evaldo Dacheux de Macedo Filho ▪ Jorge Massaaki Ido Filho

O desenvolvimento de novas tecnologias sempre está associado à necessidade de se superar dificuldades ou facilitar o tratamento das doenças com as ferramentas que se dispõem ao seu tempo. Por vezes estas tecnologias são disruptivas, com novas propostas e soluções ou apenas variações de técnicas cirúrgicas conhecidas com a utilização de novas bases tecnológicas.

Desde os anos 1970, quando do desenvolvimento da microcirurgia de laringe por Kleinsasser,[1] com a aplicação do microscópio ótico e micropinças especiais, foi, a seu tempo, transformador para a laringologia cirúrgica, pois seus preceitos são ainda hoje utilizados de forma cotidiana, porém, muitas variações e inovações foram implementadas a esta técnica básica. Nomearemos aqui algumas destas tecnologias que tiveram impacto na laringologia e microcirurgia. Para a aplicação cirúrgica tivemos a introdução do uso de *laser,* endoscopia de contato, *narrow band, ultracision,* microdebridadores, injeções intralaríngeas entre outras técnicas. Concentrar-nos-emos, neste capítulo, apenas na aplicação dos métodos utilizados pelo nosso grupo, que são a laserterapia, as injeções intralaríngeas e o uso de microdebridadores.

LASER

Laser é um acrônimo que significa *Light Amplification by the Stimulated Emission of Radiation*. Apesar de conceitualmente ter sido prevista por Einstein nos anos 1910, só foi colocado na prática médica dos anos 1960. O efeito do *laser* é levar uma energia concentrada e controlada a ser aplicada nos tecidos para efeito de corte ou vaporização, de diferentes fontes geradoras.

Foram desenvolvidos inúmeros tipos de *lasers* nos últimos anos com indicações diferenciadas dependendo dos tecidos a serem utilizados e das indicações clínicas. Os primeiros sistemas de *laser* foram o de CO_2 e Nd:YAG e, posteriormente, tivemos *argon laser, diode laser,* KTP (*potassium titanyl phosphate*), *dye laser* para terapia fotodinâmica, entre outros.[2-4]

O efeito térmico de diferentes *lasers* é devido à afinidade por água ou hemoglobina e as diferentes propriedades físicas, principalmente em relação ao comprimento de onda, são os fatores que determinam a ação tecidual. Entre 80 e 100 graus temos a desnaturação plasmática e o fechamento e a coagulação vasculares, e acima de 100 graus a vaporização pela expansão volumétrica dos depósitos intracelulares de água.[5]

O *laser* de CO_2 tem sido o mais difundido na otorrinolaringologia por sua multiplicidade de indicações; o Nd:YAG *laser* tem indicação para procedimentos na árvore traqueobrônquica em decorrência de sua transmissão possível por fibras óticas, assim como o *argon laser* para oftalmologia e endoscopia digestiva. Mais recentemente tivemos o renascimento da utilização do *diode laser* com funções tanto de vaporização quando aplicado à distância como de corte quando aplicado diretamente à mucosa.

Courey & Ossof[4] referem que a aplicação do *laser* não substitui a apropriada indicação de técnicas microcirúrgicas com lâmina fria, mas, por vezes, aumento da capacidade de certos procedimentos cirúrgicos. Esta assertiva confirmou-se verdade principalmente na indicação do *laser* para tratamento das neoplasias da laringe, o que permitiu avançar uma solução microcirúrgica para casos de estádios mais avançados, onde apenas a cirurgia aberta permitia solução.

Existem, como citamos, inúmeros equipamentos com fontes de *laser* diferentes, que necessitarão de investimento financeiro e técnico para instituições que os adquirem por requerimentos de espaço físico, adaptação da sala cirúrgica, manutenção e treinamento médico cirúrgico e anestesiológico, além da capacitação da equipe de saúde. Em nosso país dispomos, nos principais centros hospitalares, atualmente, para indicação na otorrinolaringologia dos *lasers* de CO_2 e diodo.

As indicações em microcirurgia de laringe para os procedimentos com *laser* são muitas. Pode-se indicar para tratamento de quaisquer lesões, desde simples nódulos vocais até extensas ressecções endoscópicas em casos de neoplasia ou, ainda, em cordotomias parciais com aritenoidectomias, como em casos de paralisias bilaterais de pregas vocais. Deve-se, no entanto, avaliar a eficácia da relação custo-benefício para sua indicação.

Como a penetração tecidual dos diferentes *lasers* é uma relação direta entre o comprimento de onda da fonte de *laser* associada à potência medida em Joules, teremos assim um cálculo de resultado conhecido que confere a profundidade da penetração tecidual, o que nos dá a segurança da utilização dos diferentes *lasers* para diferentes indicações cirúrgicas.

O procedimento microcirúrgico com *laser* deve incluir, após a entubação orotraqueal pelo anestesista, tubos protegidos ou revestidos por material metalizado, para não sofrerem risco de ruptura com consequente explosão local e queimadura da via aérea. Na ausência destes materiais de entubação protegemos o tubo do anestesista de maneira completa com cotonoides embebidos em solução salina e estendemos à subglote, para proteção do *cuff* da cânula de entubação. Desta maneira, a via aérea fica protegida e o campo cirúrgico exposto à aplicação do *laser*. A equipe cirúrgica e o paciente devem estar protegidos com óculos especiais para proteção ocular de raios de *laser* que possam ser refletidos pelas superfícies operadas ou mesmos pelos próprios materiais cirúrgicos.[2,4]

A exposição lesional deve ser a melhor possível patrocinada pelos tubos de laringoscopia, pois quando da utilização do *laser* de CO_2, a transmissão da luz e energia do *laser* será em linha reta (180*), já o diodo permite se levar a ponta da fibra ótica a localizações mais abrangentes pela maleabilidade do posicionamento da pinça acoplada à fibra ótica. Utilizamos fibra ótica de 2 mm para conferir mais precisão microcirúrgica.

A geração de calor sobre o tecido promove corte, cauterização, fulguração e vaporização com a resultante de fumaça na luz, que deve ser permanentemente aspirada com aspirador acoplado ao laringoscópio cirúrgico. Utilizamos para o *diode laser* uma potência de 4 J (joules) com luz pulsada e não contínua, que permite melhor controle e segurança. Durante todo o processo microcirúrgico recomenda-se manter as mucosas hidratadas com aplicação de cotonoides de solução salina e a retirada meticulosa de debris carbonáceos ou produtos da queimadura tecidual em razão da possibilidade de efeito térmico local indesejado.

Concluindo, a aplicação do *laser* tem muitas indicações, sendo que em algumas patologias da laringe sua utilização tem resultado comprovadamente superior a outras técnicas, como no tratamento da papilomatose de laringe, amiloidose laríngea, lesões submucosas, ressecções de neoplasias, cordotomias e aritenoidectomias. Esperamos que num futuro próximo a disponibilidade da laserterapia seja maior em decorrência de melhores produtos, mais empresas no mercado e aperfeiçoamento de custos dos materiais que permitam mais acessibilidade financeira institucional.

TERAPIA COM INJEÇÕES

A utilização de injeções iniciou-se com o próprio desenvolvimento da microcirurgia. Nos primórdios a indicação básica era permitir uma separação das camadas das pregas vocais, principalmente o epitélio da lâmina própria, pelo princípio da dissecção hídrica, com o objetivo de promover melhor definição da profundidade e extensão da lesão a ser operada.[6]

Na atualidade, a *injecterapy*, ou terapia com injeções, apresenta novas e engenhosas indicações, com propósitos tão diferentes como: ser meio de transporte de medicamentos ao campo cirúrgico ou participar ativamente no resultado da correção de desordens estruturais ou posturais, consequentes à atrofia, cicatriz ou paralisia unilateral de prega vocal, cujo resultado funcional é a insuficiência glótica.[6-8]

Como transporte de fluidos medicinais temos a injeção de corticosteroides no leito cirúrgico para tratamento primário de algumas lesões benignas ou após a exérese lesional para melhor controle da velocidade de cicatrização da ferida cirúrgica, como nos casos de exéreses de úlcera de contato ou granulomas. A aplicação de cola biológica pode ser por injeções com agulhas ou apenas tubos plásticos de pequeno diâmetro com o objetivo de determinar melhor e mais rápido fechamento das camadas das pregas vocais, como nas cordotomias superiores amplas ou grandes *flaps*.

A injeção de toxina botulínica geralmente é feita por acesso externo transcricoide com agulha milimétrica e acompanhamento de eletromiografia (EMG), sem anestesia geral. A injeção transoperatória pode ocorrer em situações especiais, mas também como parte do tratamento de granulomas recorrentes com o objetivo de se determinar paresia transitória, que se mostra muito eficaz como parte desta terapia. Deve-se, no entanto, dirigir a agulha ao plano muscular (m. vocal) da prega vocal homolateral.[9]

A indicação de injeção de materiais de preenchimento das pregas vocais está indicada no tratamento de lesões cicatriciais das pregas vocais, decorrentes de doenças específicas, iatrogenia, efeitos de radioterapia, entre outras. O objetivo é aumentar a pliabilidade das camadas das pregas vocais com pretenso retorno às características vibratórias com resultante de melhor qualidade vocal. Dispõem-se para esta finalidade inúmeros produtos, mas em nossa prática utilizamos gordura autóloga (lipoinjeção) ou ácido hialurônico, a duração de efeito residual é variável, mas de poucos meses.[7,8]

Para o tratamento de casos mais graves de presbifonia não responsivos à terapia de reabilitação fonoaudiológica, recomendamos a injeção de Hidróxido de Apatita de Cálcio (Ca Ha) (Radiesse ®), que permite a correção do grau de atrofia muscular ou mesmo grande reabsorção do espaço de Reinke encontrado nestes casos. A duração de efeito é mais prolongada em até 1 ano.

No tratamento da paralisia unilateral de prega vocal, a possibilidade de aumento de volume da mesma, com consequente medicalização da prega vocal paralisada apresenta resultado rápido de melhora fonatória, porém, tem duração limitada e deve ser reservado a casos leves ou como parte transitória para o tratamento definitivo com tireoplastia para casos mais graves. Utilizamos hidróxido de apatita em volume variável que se permita medializar e ainda termos um efeito de hipercorreção segura, pois parte do material será absorvido ou perdido na técnica.[8]

MICRODEBRIDADOR (MCD)

A utilização do microdebridador, também conhecido como *powered intrumentation,* constituiu grande avanço na cirurgia endolaríngea. Aparelhos precursores do microdebridador existem desde início da década de 1970, sendo utilizados em cirurgias do neurinoma do acústico por Jack Urban do Instituto House de Los Angeles.[10] O microdebridador é um instrumento elétrico composto por console, pedal, cabo de energia e caneta para adaptação de uma ponteira, aspirador e irrigação. As ponteiras são compostas por uma cânula externa fixa com lâmina na ponta e uma cânula interna com uma segunda lâmina na extremidade, que realiza movimentos rotatórios ou oscilatórios. Existem ponteiras retas e anguladas com diâmetros entre 2 e 5,5 mm. No ajuste do microdebridador para realização da cirurgia endolaríngea utiliza-se uma ponteira de laringe reta ou angulada em torno de 18 a 45 cm de comprimento, com diâmetro de 2,9, 3,5 e 4 mm da lâmina giratória, com velocidade média de 800 rpm no modo oscilatório do movimento, o aspirador com baixa pressão de sucção e para facilitar a coleta do anatomopatológico da lesão laríngea utiliza-se um filtro neste aspirador.[11] Uma curva dupla proximal proporciona um eixo de movimento em linha paralela quando passada por um laringoscópio cirúrgico e um endoscópio ou instrumento adicional que deve ser passado simultaneamente. A seleção da lâmina é definida pela condição a ser tratada e pela localização anatômica. As extremidades de corte evoluem a partir da lâmina Skimmer, menos agressiva, desenvolvida para uma excisão precisa de pequenas lesões em áreas delicadas que operam melhor em velocidades mais baixas (60 a 500 rpm), até a lâmina Tricut, mais agressiva para a excisão rápida de lesões grandes e volumosas que operam em velocidades mais altas (500 a 5.000 rpm). A quantidade de tecido extraído em cada passagem de uma determinada lâmina (dentro do intervalo recomendado) é inversamente proporcional à velocidade de oscilação efetiva. Velocidades de rotação mais baixas permitem que mais tecido seja aspirado na janela e extirpado com cada passagem da lâmina. A velocidade variável e o nível de sucção permitem maior controle da quantidade de tecido levado à janela. Um endoscópio rígido ou microscópio cirúrgico proporcionam a ampliação para garantir uma visualização e confirmação claras do tecido a ser removido. A anestesia geral é necessária para sua aplicação nas vias aéreas superiores. Assim como com todas as técnicas a frio, o controle da hemostase é necessário. Apesar das preocupações iniciais, o controle da hemostase raramente limita o sucesso ou grau do procedimento realizado. Aplicação tópica de vasoconstritores, como oximetazolina a 0,05% ou epinefrina 1:100.000 em um *pledget* quase sempre controla o sangramento. A técnica comprovou ser útil em ampla variedade de lesões, incluindo excisão de hemangioma subglótico. O uso do microdebridador permite, então, ao cirurgião, realizar simultaneamente, de maneira mais rápida e eficaz, o debridamento da lesão laríngea, utilizando uma lâmina giratória em modo oscilatório e assim determinar uma sucção seletiva do tecido afetado[12] (Figs. 11-1 e 11-2).

Na cirurgia endolaríngea podemos utilizar o microdebridador em várias patologias como papilomas, edema de Reinke, pólipos, cistos, granuloma, estenose subglótica, laringomalacia e *microweb*.[11] Alguns estudos demostram que com o uso de *laser* de CO_2 há maior risco de queimaduras do trato respiratório em potencial, maior predisposição a estenoses e cicatrizes laríngeas graves, lesões distais com fístulas traqueoesofágicas e maior custo, quando comparado ao microdebridador.[12] Outros autores, como Morgan e Crockett, mostraram altas incidências de complicações com uso do *laser*, 61 e 36%;[13] Benjamin e Parsons[13] encontraram um taxa de 20% de complicações com *laser* de CO_2 na região glótica anterior, enquanto Ossoff *et al*[13] relatam uma inicidência de 13,6% de complicações

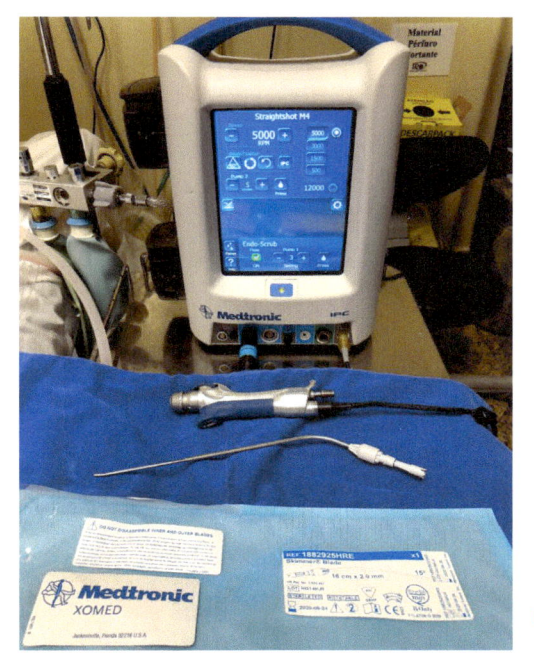

Fig. 11-1. Microdebridador: aparelho e lamina.

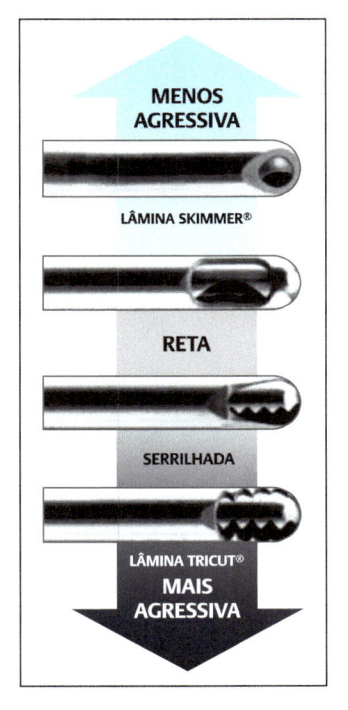

Fig. 11-2. *Skimmer*, a lâmina menos agressiva e, *Tricut*, a lâmina mais agressiva.

como cicatriz na prega vocal e aderências na glote posterior. Já Preuss *et al*[13] demonstraram apenas 6% de complicações na suas cirurgias a *laser* contra 20% de complicações com técnicas convencional. Neste contexto, o microdebridador ganhou espaço e vem substituindo o *laser* como primeira escolha na terapia cirúrgica de muitas lesões laríngeas. Muitos autores enfatizam as vantagens no emprego do microdebridador como: maior segurança com menor tempo cirúrgico, menor custo, melhor qualidade vocal, menor risco de sangramento, diminuição de formação de cicatriz, mais rápida recuperação pós-operatória em relação ao *laser* de CO_2.[13]

O sucesso na associação do microdebridador ao *laser* de CO_2 na cirurgia endolaríngea pode evidenciar, num primeiro estágio, a remoção da maior parte da lesão pelo microdebridador e, na sequência, a utilização do *laser* de CO_2 para realizar a hemostasia e a remoção precisa de porções mais irregulares e sésseis.[12] A ressecção de patologias laríngeas usando o microdebridador permite maior preservação da mucosa, da lâmina própria e do ligamento vocal[11] e também ajuda na ressecção precisa do excesso da camada superficial da lâmina própria no edema de Reinke, com melhor controle em relação ao uso de instrumentos a frio.[11] Ainda em relação à técnica a frio, o microdebridador oferece menor índice de complicações e mais rápida cicatrização.[11] Podemos, ainda, evidenciar que o uso do microdebridador facilita o ensino e diminui a quantidade de material cirúrgico para a realização da microcirurgia de laringe.

Em relação às desvantagens, o uso de um microdebridador exige um campo de visão direto. Geralmente, o cirurgião pode eliminar essa limitação com a exposição cirúrgica adequada e o uso de instrumentação rígida. Outra limitação se baseia somente nas restrições de tamanho da via aérea. A disponibilidade de lâminas de 2,9 mm de diâmetro permite o uso mesmo em crianças muito jovens, porém, é obrigatório que a janela da lâmina esteja visível em todos os momentos. Se a visualização for impedida por restrições de tamanho, um meio alternativo de terapia deve ser considerado. Dentre as complicações do uso do microdebridador na microcirurgia de laringe podemos citar: cicatriz na prega vocal, lesão de tecido normal adjacente à prega vocal, hemorragia, comprometimento de via aérea[14] (Vídeo 11-1).

TECNOLOGIAS EM MICROCIRURGIA DE LARINGE

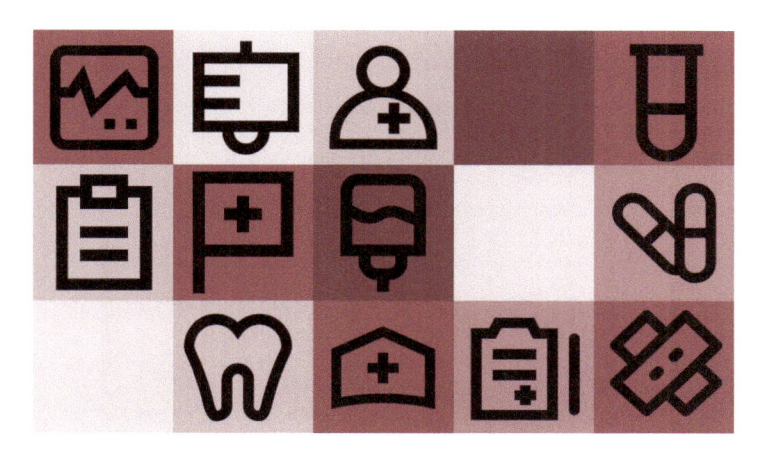

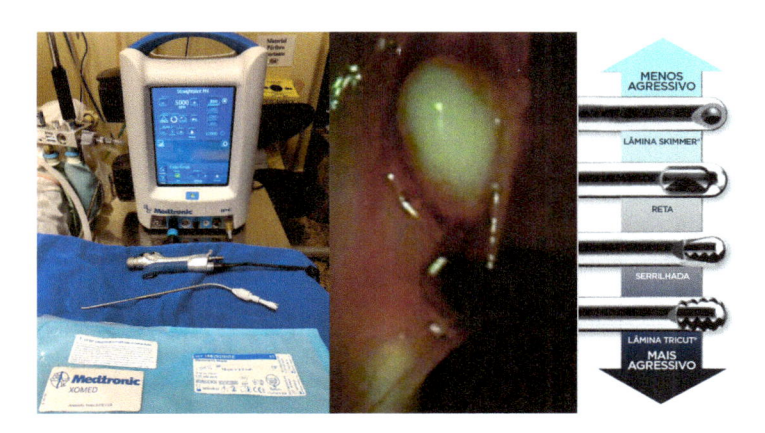

O desenvolvimento de novas tecnologias sempre está associado à necessidade de superar dificuldades ou facilitar o tratamento das doenças com as ferramentas que dispõem ao seu tempo. Por vezes estas tecnologias são disruptivas, com novas propostas e soluções ou apenas variações de técnicas cirúrgicas conhecidas com a utilização de novas bases tecnológicas.

Esta página tem conteúdo em Realidade aumentada.
Acesse o app IPO Microcirurgia de Laringe em Realidade Aumentada, clique em começar. Aponte a câmera do seu smartphone ou tablet para a imagem acima.

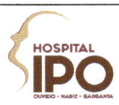

REFERÊNCIAS BIBLIOGRÁFICAS

1. Kleinsasser O. Microlaryngoscopy and endolaryngeal microsurgery. A review of 2500 cases. HNO. 1974;22(3):69-83.
2. Abitbol J. Atlas of laser voice surgery. San Diego, California: Singular Publishing Group; 1995. p. 300-35.
3. Zeitels SM, Akst LM, Burns JA. Office-Based 532nm pulsed-KTP laser treatment of glottal papillomatosis and dysplasia. Ann Otol Rhinol Laryngol. 2006;115(9);679-85.
4. Courey MS, Ossof RH. Laser applications in adult laryngeal surgery. Otolaryngol Clin North Am. 1996;29(6);973-86.
5. Reinisch L. Laser physics and tissue interactions. Otolaryngol Clin North Am. 1996;29(6):893-914.
6. Rontal E, Rontal M. Vocal Cord Injection Techniques. Otolaryngol Clin North Am. 1991;24(5):1141-9.
7. Shah MD, Johns III MM. Office-based botulinum toxin injections. Otolaryngol Clin North Am. 2013;46(1):53-61.
8. Mallur PS, Rosen CA. Office-based Laryngeal Injections. Otolaryngol Clin North Am. 2013;46(1):85-100.
9. Rosen CA. Phonosurgical vocal fold injection: indications and techniques. Oper Tech Otolaryngol Head Neck Surg. 1998;9(4):203-9.
10. Becker DG. Technical considerations in powered instrumentation. Otolaryngol Clin North Am. 1997;30(3):421-34.
11. Burduk PK, Wierzchowska M, Orzechowska M, Kaźmierczak W, Pawlak-Osińska K. Assessment of voice quality after carbon dioxide laser and microdebrider surgery for reinke edema. J Voice. 2015;29(2):256-9.
12. Ivancic R, Iqbal H, deSilva B, Pan Q, Matrka L. Current and future management of recurrent respiratory papillomatosis. Laryngoscope Investig Otolaryngol. 2018;3(1):22-34.
13. El-Bitar MA, Zalzal GH. Powered instrumentation in the treatment of recurrent respiratory papillomatosis: An alternative to the carbon dioxide laser. Arch Otolaryngol Head Neck Surg. 2002;128(4):425-8.
14. Howell RJ, Solowski NL, Belafsky PC, Courey MC, Merati AL, Rosen CA, Postma GN. Microdebrider complications in laryngologic and airway surgery. Laryngoscope. 2014;124(11):2579-82.

CIRURGIAS DO ARCABOUÇO LARÍNGEO

CAPÍTULO 12

Guilherme Simas do Amaral Catani
Letícia Raysa Schiavon Kinasz

A primeira descrição de cirurgia envolvendo o arcabouço laríngeo data de 1915, por Payr, mas este tipo de procedimento se popularizou através das técnicas de Isshiki, a partir de 1970.[1,2] Esta é uma das áreas mais dinâmicas da fonocirurgia e tem como principal objetivo a melhora da voz sem intervir diretamente nas pregas vocais.[1-3] A Sociedade Europeia de Laringologia propôs, em 2000, uma classificação e nomenclatura dessas cirurgias de acordo com o seu propósito.[1,4] Tal padronização dividiu esses procedimentos em quatro grupos e vai ser usada nesse capítulo.

A cirurgia do arcabouço laríngeo é definida como os procedimentos cirúrgicos realizados no esqueleto laríngeo e/ou na inserção dos músculos para correção de posicionamento e/ou tensão das pregas vocais.[1]

São realizados sob anestesia local e sedação leve para permitir a monitorização da voz.[2] É recomendada a laringoscopia indireta através de fibra flexível durante o procedimento para visualização do aspecto intralaríngeo.[4]

Um fator extremamente importante para a realização desta cirurgia são o conhecimento e a marcação dos pontos de referência desde a incisão na pele à realização da janela na cartilagem tireóidea.

O primeiro passo é a colocação de um coxim sob os ombros para permitir que o pescoço fique hiperextendido e orientar o paciente sobre este tipo de posição, pois pode ser desconfortável.

LARINGOPLASTIA DE APROXIMAÇÃO
Indicada para casos de fechamento glótico insuficiente como na paralisia de prega vocal, presbifonia, atrofia da prega vocal, ressecção de tumor glótico, disfonia espasmódica de abdução, entre outras.[1,2,5-7] Das cirurgias do arcabouço laríngeo, este grupo é, de longe, o mais realizado.[2,8]

Tireoplastia de Medialização (Tipo I)
Após o posicionamento do paciente, é palpada a cartilagem tireóidea para que possa ser desenhado o local da incisão. São também marcados a linha média no queixo, pescoço e fúrcula esternal (Fig. 12-1). A incisão deve ser horizontal com cerca de 3-4 cm sendo mais estendida ao lado em que será realizada a cirurgia. Após a realização de dissecção por planos, a cartilagem tireóidea deve ser amplamente exposta.[4]

Como mostrado na Figura 12-2, identifica-se, então, a incisura tireoidiana superior (A) e o ponto médio na margem inferior da cartilagem tireóidea (B), mede-se o ponto médio entre os dois marcos descritos (C). A janela é desenhada a partir de 4-5 mm da linha média e deve ter 4-5 × 8-10 mm em mulheres e 5-6 × 10-12 mm em homens. O pericôndrio é incisado, descolado e removido. A cartilagem da janela é removida com bisturi e descolador, mas caso o paciente seja mais idoso e tenha a cartilagem mais ossificada, é necessário o uso do drill para confecção da janela. O pericôndrio interno é preservado como forma de prevenir a extrusão do implante e a lesão da mucosa da laringe[2,4,9].

Existem diversos materiais que podem ser usados para confecção do implante, até a própria janela de cartilagem. A maioria dos cirurgiões usa o silicone (bloco de Silastic ou Montgomery® system) ou o Teflon (Gore-Tex®).[5,6,8] A espessura do implante é de cerca de 4 mm, refinamentos na sua espessura são feitos a partir da monitorização da voz no intraoperatório (Fig. 12-3).

O implante pode ser fixado por meio de suturas com *nylon* ou prolene, ou apenas ser encaixado. É então realizado o fechamento por planos e a colocação de um dreno por 48 horas é opcional[4] (Fig. 12-4).

As principais complicações deste procedimento são extrusão do implante, edema da mucosa laríngea, que pode, raramente, levar a desconforto respiratório, sangramento, infecção local e fístula faringocutânea.[2,6,7,9,10]

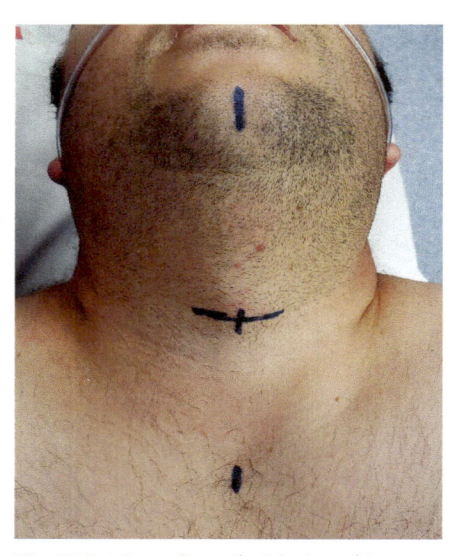

Fig. 12-1. Marcações pré-cirúrgicas. (Fonte: Arquivo pessoal.)

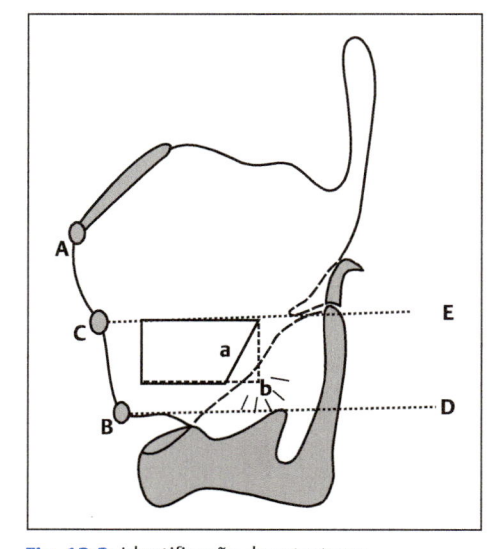

Fig. 12-2. Identificação de estruturas.

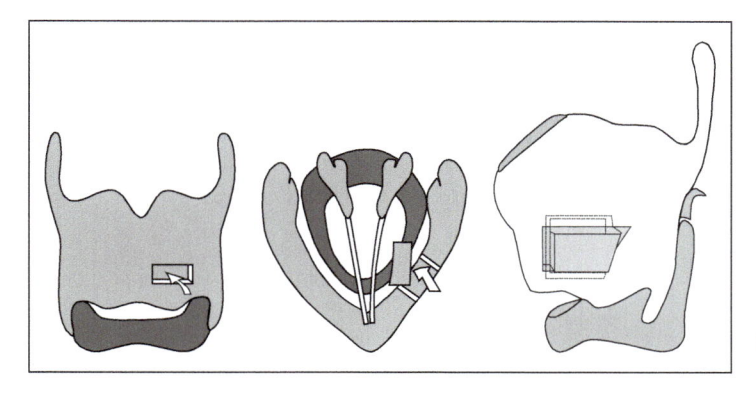

Fig. 12-3. Fixação do implante.

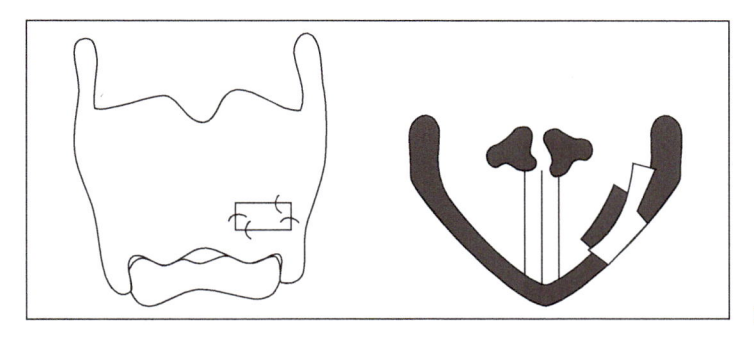

Fig. 12-4. Implante.

Adução das Aritenoides

Realizada a medialização do processo vocal apenas de um lado, é normalmente realizado em associação à tireoplastia de medialização.[2,3,9,11] Realizada a exposição da lâmina lateral da cartilagem tireóidea até sua margem posterior, que pode ser girada no sentido anteromedial para melhor visualização da região da aritenoide e de sua articulação com a cricoide[2,9] (Fig. 12-5).

Normalmente são realizadas duas suturas que passam por processo muscular da aritenoide e saem pela articulação cricoaritenóidea. Como o nervo laríngeo recorrente se localiza posteriormente à articulação cricotireóidea, deve ser preservado sempre que possível[2,9] (Fig. 12-6).

A principal complicação descrita é o edema da mucosa laríngea. Em casos onde é realizada essa cirurgia, é importante orientar o paciente que se forem necessárias futuras entubações o anestesista deve ser avisado para ser utilizado um tubo orotraqueal menor.[2]

Está sendo descrita uma nova técnica para adução da aritenoide de forma endoscópica por meio da inserção de duas agulhas por membrana cricotireóidea, cada uma com fios de sutura para realização da adução do processo muscular. A desvantagem da realização desse procedimento de forma endoscópica é que ele deve ser feito sob anestesia geral, então, não é possível a monitorização da voz intraoperatória.[9]

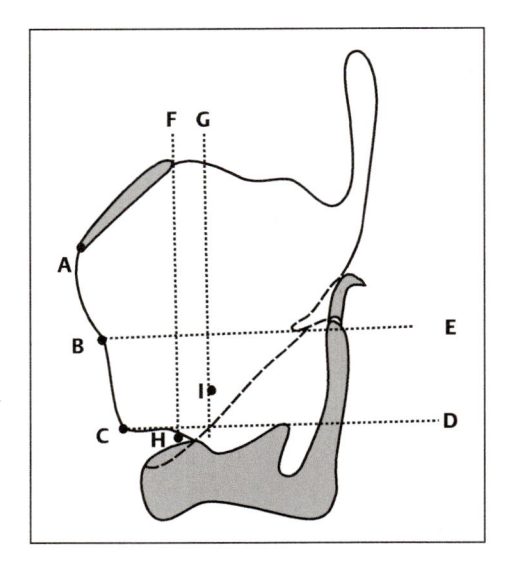

Fig. 12-5. Marcações na adução das aritenoides.

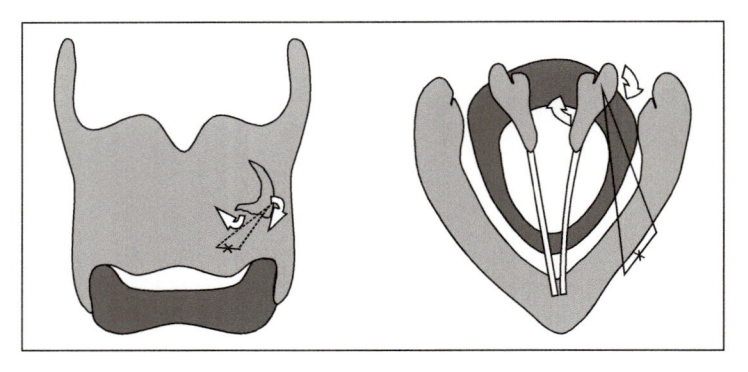

Fig. 12-6. Realização da adução das aritenoides.

LARINGOPLASTIA DE EXPANSÃO

Estão indicadas para aumento da largura da glote em casos em que as pregas vocais estão hiperaduzidas, como na disfonia espasmódica de adução. O objetivo deste procedimento é a melhora da voz e não da respiração.[1,2,12,13]

Tireoplastia de Lateralização (Tipo II)

O objetivo é aumentar o diâmetro transverso da cartilagem tireóidea, resultando em aumento do espaço glótico. Este procedimento pode ser feito por uma abordagem lateral ou medial, sendo esta última a mais utilizada.[1]

Abordagem Lateral

A exposição da cartilagem tireóidea é feita da mesma forma que na tireoplastia de medialização. É realizada, então, uma incisão vertical na lâmina lateral da cartilagem tireóidea e a mobilização desse fragmento de forma que ocorra um aumento do espaço glótico (Fig. 12-7).

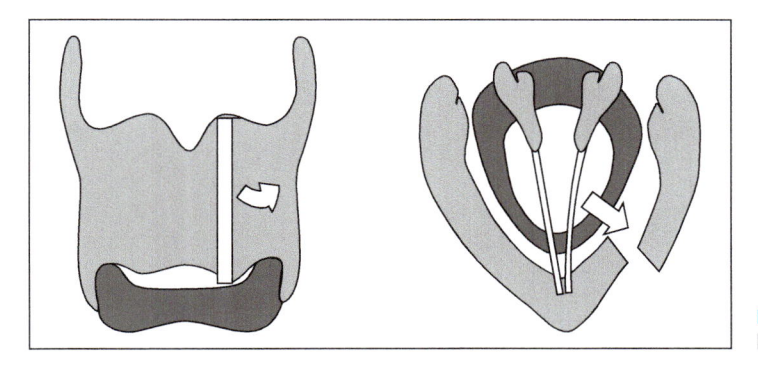

Fig. 12-7. Abordagem lateral.

Abordagem Medial
Realizada uma incisão vertical na junção entre as lâminas laterais da cartilagem tireóidea, deve-se tomar cuidado com o ligamento tireoepiglótico, que deve ser incisado também na linha média.[2,13] É realizada a colocação de dois fragmentos de silicone com a largura de 3-4 mm ou o de duas pontes de titânio superior e inferiormente a fim de manter a lateralização adquirida com a incisão.[2,12,13] No caso do uso das pontes de titânio é indicada a colocação de um *flap* de músculo esterno-hióideo para cobrir a perfuração e diminuir o espaço morto[12] (Fig. 12-8).

As complicações associadas a este procedimento são a infecção local, a perfuração da mucosa durante a incisão da cartilagem e, consequentemente, a formação de granuloma.[13]

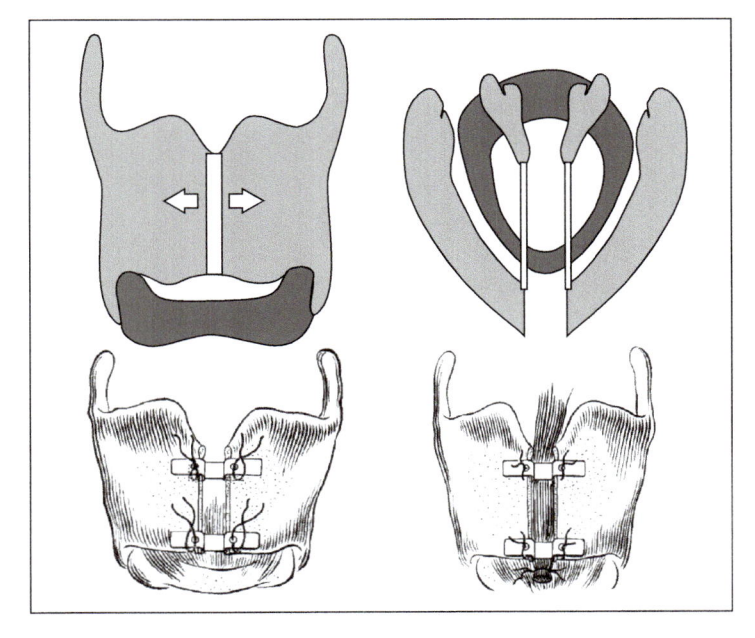

Fig. 12-8. Abordagem medial.

Abdução da Prega Vocal
É realizada diretamente por uma abordagem intralaríngea, seja pela sutura da porção membranosa e/ou cartilaginosa da prega vocal lateralmente ou ressecando o músculo da prega vocal.[1]

LARINGOPLASTIA DE RELAXAMENTO
Estes procedimentos estão indicados para pregas vocais enrijecidas como na disfonia espasmódica de adução ou sulco vocal, e nos casos de voz inadequadamente agudas por distúrbios vocais mutacionais, além dos casos de transexualismo mulher-homem.[1,14]

O princípio básico é diminuir a distância entre as inserções das pregas vocais, reduzindo a tensão das pregas vocais.[1]

Tireoplastia de Encurtamento (Tipo III)
A exposição da cartilagem tireóidea é realizada da mesma forma que as outras tireoplastias supracitadas. É removida uma fita de cartilagem vertical (cerca 3-4 mm) na junção do terço anterior com o terço médio da lâmina lateral da cartilagem tireóidea (cerca de 7 mm distante da linha média). Este procedimento pode ser realizado uni ou bilateralmente.[2,14] Após a remoção da fita de cartilagem são realizadas duas suturas das porções restantes da cartilagem tireóidea para melhor fixação[14] (Figs. 12-9 e 12-10).

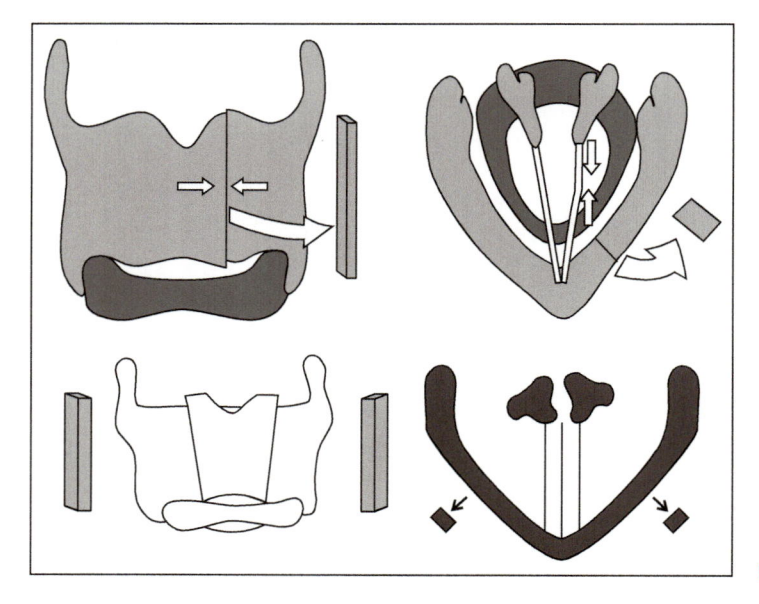

Fig. 12-9. Técnica.

CIRURGIAS DO ARCABOUÇO LARÍNGEO

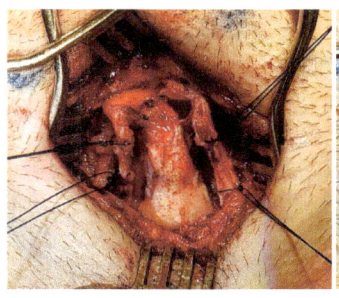

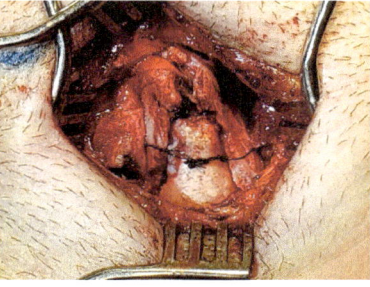

Fig. 12-10. Imagens cirúrgicas. (Fonte: Arquivo pessoal.)

LARINGOPLASTIA DE TENSIONAMENTO

Indicada em casos de pregas vocais curvadas como na presbifonia, lesão bilateral do nervo laríngeo recorrente e em casos de voz inapropriadamente grave como na paralisia do músculo cricotireóideo, na androfonia em mulheres e no transexualismo homem-mulher.[1,15]

Aproximação Cricotireóidea (Tireoplastia Tipo IV)

Simula a ação do músculo cricotireóideo e aumenta substancialmente o *pitch* vocal.[1] Novamente a exposição da cartilagem tireóidea e da cartilagem cricóidea é realizada de forma semelhante às outras tireoplastias descritas. São realizadas quatro suturas para que ocorra a aproximação da cartilagem tireóidea com a cricóidea[2] (Fig. 12-11).

Tireoplastia de Alongamento

Neste tipo de cirurgia é realizado, após a exposição da cartilagem tireóidea, o uso de implantes no caso da abordagem medial, e a confecção de um *flap* na porção média da cartilagem tireóidea, no caso da abordagem medial. Ambas as técnicas objetivam o aumento da tensão nas pregas vocais.

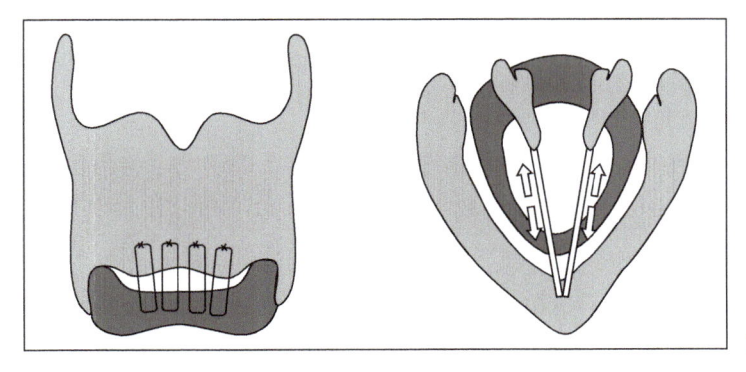

Fig. 12-11. Técnica.

Abordagem Lateral (Fig. 12-12)

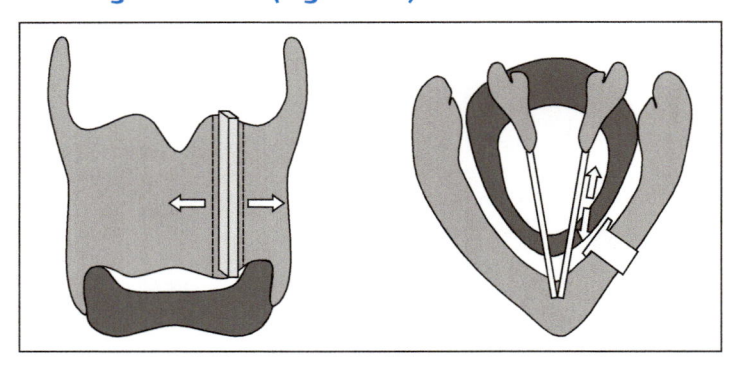

Fig. 12-12. Técnica.

Abordagem Medial (Fig. 12-13)

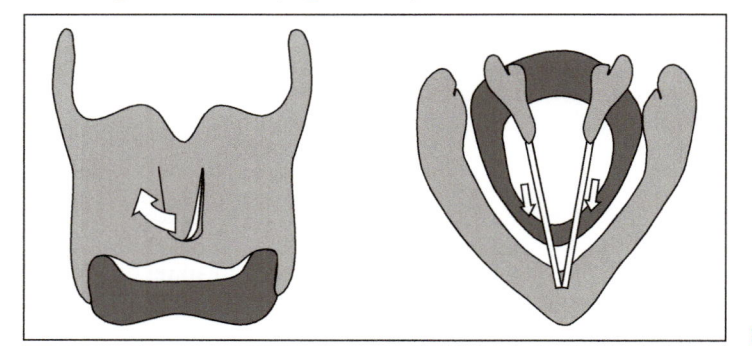

Fig. 12-13. Técnica.

CUIDADOS PÓS-OPERATÓRIOS
Recomenda-se repouso vocal por 5-10 dias, uso de anti-inflamatórios e antibióticos e evitar movimentação excessiva do pescoço por 10 dias.

CIRURGIAS DO ARCABOUÇO LARÍNGEO

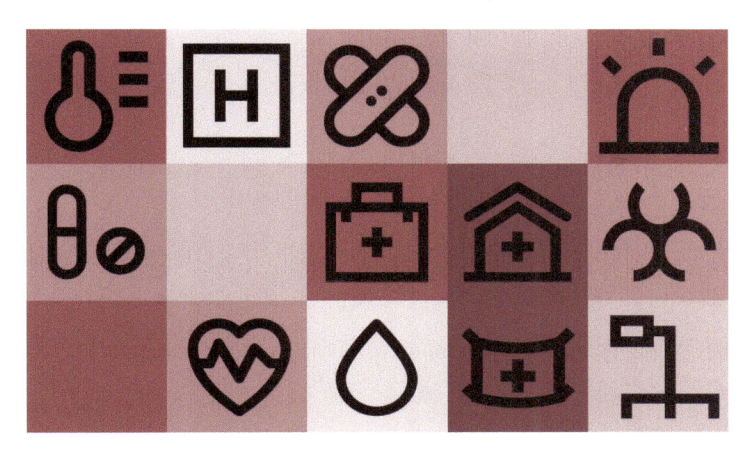

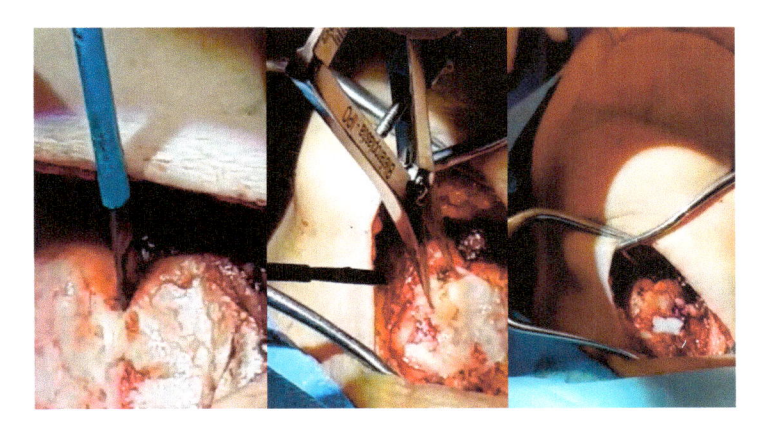

A cirurgia do arcabouço laríngeo é definida como os procedimentos cirúrgicos realizados no esqueleto laríngeo, e/ou na inserção dos músculos para correção de posicionamento e/ou tensão das pregas vocais.

Esta página tem conteúdo em Realidade aumentada. Acesse o app IPO Microcirurgia de Laringe em Realidade Aumentada, clique em começar. Aponte a câmera do seu smartphone ou tablet para a imagem acima.

REFERÊNCIAS BIBLIOGRÁFICAS

1. Friedrich G, de Jong FI, Mahieu HF, Benninger MS, Isshiki N. Laryngeal framework surgery: a proposal for classification and nomenclature by the Phonosurgery Committee of the European Laryngological Society. Eur Arch Otorhinolaryngol. 2001;258(8):389-96.
2. Mahieu HF. Practical applications of laryngeal framework surgery. Otolaryngol Clin N Am. 2006;39(1):55-75.
3. Isshiki N. Vocal mechanics as the basis for phonosurgery. Laryngoscope. 1998;108(12):1761-6.
4. Ramadass T, Narayanan N, Kulkarni GN, Shanker Ganesh SR. Thyroplasty type I – Apollo Hospital Experience, with a brief review of literature. Indian J Otolaryngol Head Neck Surg. 2003;55(3):180-3.
5. Young VN, Zullo TG, Rosen CA. Analysis of laryngeal framework surgery: 10-year follow-up to a national survey. Laryngoscope. 2010;120(8):1602-8.
6. Junlapan A, Sung K, Damrose EJ. Type I thyroplasty: a safe outpatient procedure. Laryngoscope. 2019;129(7):1640-6.
7. Nerurkar NK, Pawar SM, Dighe SN. A comprehensive 6-year retrospective study on medialization thyroplasty in the Indian population. Eur Arch Otorhinolaryngol. 2016;273(7):1835-40.
8. Li AJ, Johns MM, Jackson-Menaldi C, Dailey S, Heman-Ackah Y, Merati A, et al. Glottic closure patterns: type I thyroplasty versus type I thyroplasty with arytenoid adduction. J Voice. 2011;25(3):259-64.
9. Daniero JJ, Garrett CG, Francis DO. Framework surgery for treatment of unilateral vocal fold paralysis. Curr Otorhinolaryngol Rep. 2014;2(2):119-30.
10. Tam S, Sun H, Sarma S, Siu J, Fung K, Sowerby L. Medialization thyroplasty versus injection laryngoplasty: a cost minimization analysis. J Otolaryngol Head Neck Surg. 2017;46(1):1-10.
11. Chang J, Schneider SL, Curtis J, Langenstein J, Courey MS, Yung KC. Outcomes of medialization laryngoplasty with and without arytenoid adduction. Laryngoscope. 2017;127(11):2591-5.
12. Isshiki N, Yamamoto I, Fukagai S. Type 2 thyroplasty for spasmodic dysphonia: fixation using a titanium bridge. Acta Otolaryngol. 2004;124(3):309-12.
13. Matsushima K, Isshiki N, Tanabe M, Yoshizaki N, Otsu K, Fukuo A, et al. Operative procedure of anterior commissure for type II thyroplasty. J Voice. 2018;32(3):374-80.
14. Saito Y, Nakamura K, Itani S, Tsukahara K. Type 3 thyroplasty for a patient with female-to-male gender identity disorder. Case Rep Otolaryngol. 2018;2018:4280381.
15. Gibbins N, Bray D, Harries ML. Long-term quantitative results of an Isshiki type 4 thyroplasty – A case study. J Voice. 2011;25(3):283-7.

ÍNDICE REMISSIVO

Entradas acompanhadas por um *f* em itálico ou **t** em negrito
indicam figuras e tabelas, respectivamente.

A
Abuso
   vocal, 9, 21, 37
Ácido hialurônico, 9, 16, 58, 63
Ádito
   da laringe, 1
Alterações estruturais mínimas (AEMs)
   aspectos diagnósticos, 6, 31, 32
   categorias, 29
   cistos intracordais, 29-31, 33
      exérese, 33
   fendas glóticas, 31, 34
   microcirurgia das, 31, 33-35
      lesões laringológicas, 29, 35
      manejo, 32, 33
      técnicas, 29, 33-35
   lesões, 29-35
      indicação cirúrgica, 29
   localização das, 30
      nas pregas vocais, 30
   microdiafragma
      congênito, 30
   sulco vocal, 34
   vasculodisgenesias, 30, 31, 33, 34
Arcabouço
   laríngeo
      cirurgias do, 69
         cuidados pós-operatórios, 76
         definição, 69
         laringoplastia
            de aproximação, 69
            de expansão, 72
            de relaxamento, 74
            de tensionamento, 75
         marcação dos pontos de referência, 69

Aritenoides
   adução das, 71
      complicação, 71
      marcações, 72*f*
      nova técnica, 71

B
Biomarcadores, 52
Bevacizumabe, 44
Bouchayer
   pinças, 6

C
Carcinoma
   espinocelular, 57
   laríngeo, 49, 54
      biomarcadores, 52
      classificação, 52**t**
      diagnóstico, 49, 54
      exames, 50
         laringoscopia, 49
            indireta, 49
         videoestroboscopia, 50
      fatores de risco, 49
      manejo, 53, 58
      ocorrência, 49
      sintomas, 49
      tratamento, 49, 52-54
         quimioprevenção, 53
         radioterapia, 50, 53
Cidofovir, 8, 43, 44
Cistos
   intracordais, 7, 29, 30, 31, 33
      definição, 31
      de origem congênita, 31
      exérese, 33

Cordotomia
  fechamento, 6, 8, 34
    por cola biológica
      ou suturas, 6, 8
  superior, 6, 7, 73, 74
Cormack
  escala de, 5

E
Edema de Reinke
  achados
    da estroboscopia, 22, 24
  apresentação clínica, 21
  aspectos da lesão, 22
  componentes estruturais no, 21
  fator de risco, 21
  fisiopatologia, 24
  microcirurgia do, 21, 23-25
    graduação do, 23**t**
    manejo, 24
  prevalência, 21
  sintomas, 22
  tamanho da lesão, 21, 22
  tratamento, 22-24
    cirurgia, 23, 24
      técnicas, 23, 24
    exercícios de fonoterapia, 24
    objetivo do, 22
Entubação
  laríngea
    e manobras microcirúrgicas, 5
      dificuldade de, 5
      dimensões da laringe, 5
      índice de Cormarck-Lehane, 5
      índice de Mallampati, 5
      laringoscópios rígidos, 5
      microlaringoscopia
        de suspensão, 5
Epiglote, 1-3
Escala
  de Cormack, 5
  de Lehane, 5

F
Fendas
  glóticas
    patológicas, 31

G
Glote
  pregas vocais na, 1
    Granuloma(s) laríngeo(s)
      achados laringoscópicos, 38
      definição, 37
      diagnóstico, 37
      etiologia, 37
      história clínica, 37, 38
      microcirurgia do, 37
        manejo, 38
          hemostasia, 38
          lesão cirúrgica, 38
      secundários, 37, 39
      sintomas, 37, 38
      tratamento, 37, 38

H
Hemostasia
  pré-operatória, 6
  transoperatória, 6, 7

I
Idoso
  laringe no, 57
Índice
  de Mallampati, 5
Injeção
  intralaríngea, 6
  indicações, 6

K
Ki-67, 52

L
Laringe
  anatomia cirúrgica da, 1
    apresentação, 1
    definição, 1
    divisão da, 1, *1f*
    entrada da, 1
    estudos histológicos, 2
    formação, 2
    glote, 1
    microcirurgia da, 5, 6, 17, 19, 23-25, 29, 34,
      35, 38, 37, 45, 54, 57, 58, 59, 61, 62, 67
      tecnologias em, 61
        laser, 61
        microdebridador, 64
        terapia com injeções, 63
    músculos da, 3
    pomo de Adão, 2
    prega vocal, 2
    seios piriformes, 2
    subglote, 1
    supraglote, 1
  no idoso, 57
    estudo epidemiológico, 57
    laringologista do, 58

microcirurgia de, 57
   fonoterapia
      no pós-operatório, 58
      particularidades da, 59
      técnicas
         de rejuvenecimento, 58
   tipos de lesões, 57
Laringoplastia
   de aproximação, 69
      indicação, 69
   de expansão, 72
      indicação, 72
   de relaxamento, 74
      indicação, 74
   de tensionamento, 75
      indicação, 75
Laringoscópio, 10
   cirúrgico, 5
   Jackson e Dan, 5
   Karl Storz, 5
   Kantor-Berci, 5
   rígido
      de suspensão, 5
Laser, 61
   aplicação do, 62
   efeito do, 61
   fontes de, 62
   indicações, 62
   manobras relacionadas com o uso de, 8
      técnicas microcirúrgicas, 8
   terapia com injeções, 63
      de toxina botulínica, 63
   tipos de, 61
   tratamento, 62
Lesões
   pré-malignas
      tratamento microcirúrgico das, 49-55

M

Mallampati
   índice de, 5
Manobras microcirúrgicas
   e entubação laríngea, 5-7
      biópsias, 6
      confecção de retalhos
         microcirúrgicos, 7
      cordotomia
         aposição e fechamento da
            por cola biológica
            ou suturas, 8
         superior, 7
      descolamento das estruturas internas
         das pregas vocais, 7
      esquema, 6

      hemostasia pré-operatória, 6
      hemostasia trans e, 7
      injeção intralaríngea, 8
      manobras relacionadas
         com o uso de *laser* ou *shaver*, 8
      materiais apropriados, 6
      palpação, 6
      preensão da mucosa, 6
      secção linear
         com microtesouras, 7
Microdebridador, 64
   aparelho e lâmina, 65*f*
   desvantagens, 66
   na cirurgia endolaríngea, 64
   ponteiras, 64
   uso do, 64
Microdiafragma
   congênito, 30
Microlaringoscopia
   de suspensão, 5
Microtesouras
   secção linear com, 7
Mucosa
   preensão da, 6
      pinças Bouchayer, 6

N

Nervo
   laríngeo, 3
   vago, 3
Nódulos
   vocais
      diagnóstico, 10
      edematosos, 9
      frequência, 9
      manejo microcirúrgico nos, 10
      microcirurgia dos, 9-13
         definição, 9
         etiologia, 9
         fatores predisponentes, 9

O

Organização Mundial da Saúde (OMS), 50
Osso
   hioide, 3

P

Palpação
   definição, 6
Papilomatose, 57
   laríngea
      apresentação, 41
      características, 41
      curso clínico, 42

definição, 41
diagnóstico, 42
lesões, 41
microcirurgia da, 41-47
  manejo, 44
    coblation, 43
  microdebridador, 43
  técnica, 43
sintomas, 41, 42
tipos, 41
tratamento, 42
  com bevacizumabe, 44
  com cidofovir, 43
  vacina, 44
Pinça
  Bouchayer, 11, 53
  Saito, 7, 11, 33, 38
Podoplanina, 52
Pólipo vocal
  microcirurgia do, 15-20
    angiomatoso, 15
    definição, 15
    diagnóstico, 17
    fator etiológico, 15, 16
    fonoterapia, 17, 18
    fonotrauma, 15, 16
    frequência, 16
    gelatinoso, 15, 16*f*, 17
    incidência, 16
    lesão benigna, 15
    manejo, 18
    ocorrência, 16
    patogênese, 15
    quadro clínico, 17
    sinais estroboscópicos, 17
Pomo de Adão, 2
Prega(s) vocal(is), 2
  abdução da, 14
  anatomia da, 7
  descolamento das
    estruturas internas das, 7
  edema de Reinke nas, 21
Presbifonia, 8, 58, 63, 75
Presbilaringe, 58

Q
Quimioprevenção, 53
  definição, 53

R
Reinke
  edema de, 21
    nas pregas vocais, 21
Retalhos
  microcirúrgicos, 7
    confecção de, 7

S
Seios
  piriformes, 2
Subglote, 2
  definição, 2
Sulcos
  vocais, 32
Supraglote, 1
  composição da, 1

T
Terapia
  fotodinâmica, 53, 61
Tireoplastia
  de alongamento, 75
    tipo IV, 75
      técnica, 75
  de encurtamento, 74
    tipo III, 74
      técnica, 78*f*
  de lateralização, 72
    tipo II, 72
      abordagem lateral, 72
      abordagem medial, 73
      objetivo, 76
  de medialização, 69
    tipo I, 69
      complicações, 73
      implante, 71

V
Vasculodisgenesias, 7, 30, 31
Vias
  aerodigestórias
    superiores, 1
Videolaringoestroboscopia, 10, 33*f*
Videolaringoscopia, 10*f*, 16*f*, 29*f*, 30*f*, 31*f*, 32*f*, 38*f*, 42*f*, 50*f*

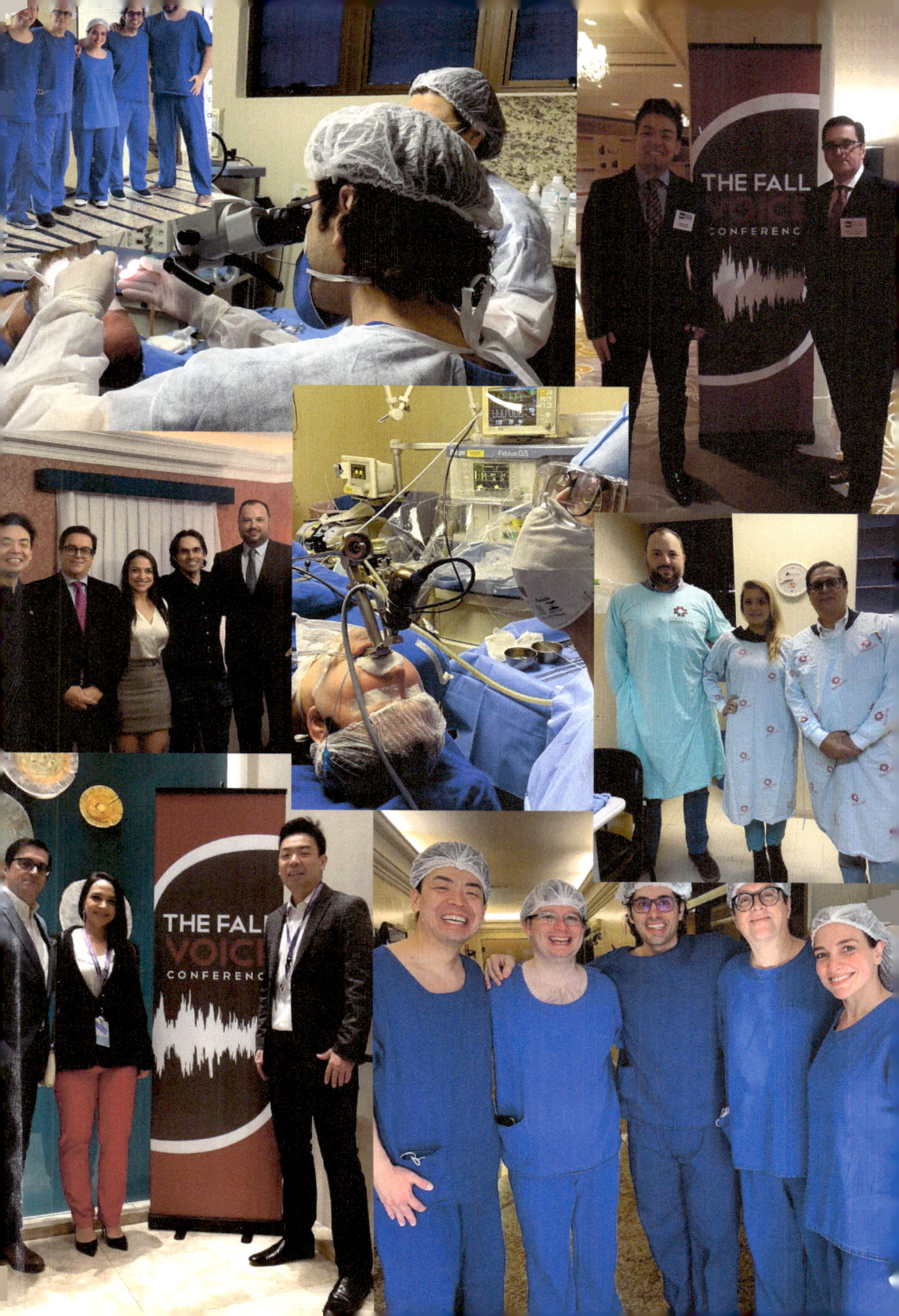